Gerd Kegel/Thomas Arnhold/Klaus Dahlmeier
Sprachwirkung

Beiträge zur psychologischen Forschung

Band 6

Westdeutscher Verlag

Gerd Kegel/Thomas Arnhold/
Klaus Dahlmeier

Sprachwirkung

Psychophysiologische Forschungsgrundlagen und ausgewählte Experimente

Westdeutscher Verlag

Umschlaggestaltung: Hanswerner Klein, Opladen

Lengericher Handelsdruckerei, Lengerich

ISBN 978-3-531-11752-2 ISBN 978-3-322-89365-9 (eBook)
DOI 10.1007/978-3-322-89365-9

INHALTSVERZEICHNIS

VORWORT

Ein allgemein gültiges Prinzip von Wirkungsprozessen wird in diesem Buch thematisiert: Eine Mitteilung, die eine Wirkung nach sich ziehen soll, muß zwei Bedingungen genügen. Sie muß erstens den Rezipienten aktivieren und aufmerksam machen, und sie muß zweitens die intendierte Information in einer dem Rezipienten angemessenen Form repräsentieren.

In unserer Arbeit geht es nun um die experimentelle Kontrolle dieser Bedingungen und die quantitative Erfassung ihrer Wirkung. Welche Informationen den Leser oder Hörer eines Textes praktisch erreichen, läßt sich relativ unproblematisch mit Fragebögen prüfen - wir greifen auf diese bewährte Technik zurück. Dagegen stellt die Erfassung von Aktivierung und Aufmerksamkeit, also von Prozessen, die dem Verstehen und Behalten einer Information logisch vorausgesetzt sind, ein wesentlich verwickelteres Problem dar.

Die Prozesse der Aktivierung und Steuerung der Aufmerksamkeit sind insbesondere bei der Rezeption komplexer Mitteilungen bisher kaum erforscht worden. Wir setzen psychophysiologische Meßverfahren ein, um Reaktionen des autonomen Nervensystems bei der Verarbeitung von Texten zu erfassen. Diese Reaktionen werden in der psychophysiologischen Theorie als Begleiterscheinungen der von uns erforschten Prozesse gedeutet.

Der Gegenstand der experimentellen Sprachwirkungsforschung berührt eine Vielzahl von Disziplinen wie Sprachlehrforschung, Sprachpsychologie und Sprachpathologie.

Ausgangspunkt unserer Arbeit war die psycholinguistische Frage nach dem Verlauf sprachspezifischer Prozesse, z.B. Prozessen der Sprachproduktion und der Sprachwahrnehmung. Statt nun, wie gebräuchlich, von beobachteten Sprachprodukten auf zugrundeliegende Sprachprozesse zu schließen, konnten wir uns mit Hilfe psychophysiologischer Beobachtungen der direkten Erfassung von Prozeßverläufen nähern.

Eine Verschiebung der Fragestellung vom Prozeßverlauf zur Prozeßwirkung verknüpft psycholinguistische Interessen mit Problemstellungen der Rhetorik und Didaktik. Hier wünscht man Auskunft über die Wirkung einzelner Maßnahmen und Mittel, die zur Beeinflussung eines Hörers oder Lesers eingesetzt werden. Unsere Experimente demonstrieren, wie in methodisch nachvollziehbarer Form Klarheit zu diesen Problemstellungen gewonnen werden kann.

In der experimentellen Psychologie werden psychophysiologische Verfahren zur Registrierung von Reaktionen auf verbale Stimulierung seit langem eingesetzt. Thematisch geht es fast immer um den emotionalen oder den kognitiven Gehalt einzelner Wörter in Wortlisten. Die Ausweitung des Stimulusmaterials auf Wortgruppen, Sätze und Texte und damit ein Gewinn an Variationsbreite und Natürlichkeit der verbalen Stimulation sollte auch einen Gewinn für die geprüften Emotions- und Kognitionstheorien nach sich ziehen.

Viele Linguisten legen Wert auf die Feststellung, ihre Grammatiktheorien und Grammatiken seien kognitiv adäquat, also nicht nur Aussagen über Sprache anundfürsich, sondern auch Aussagen über die Beschaffenheit der Benutzer einer Sprache. Sobald sich eine solche Auffassung in einer experimentell prüfbaren Hypothese konkretisieren läßt, bietet sich unsere Vorgehensweise als ein möglicher Weg zur linguistischen Theorieprüfung und -entwicklung an. Dazu müßten Experimentaltexte nach den jeweiligen linguistischen Kriterien variiert werden.

Psychophysiologische Erkundungen haben in der Sprachpathologieforschung bereits Tradition. Doch fußen auch diese Arbeiten, vergleichbar jenen der experimentellen Psychologie, auf Wortlisten. Eine Ausweitung des verbalen Prüfmaterials sollte der Medizin, der Logopädie und der Sprachbehindertenpädagogik Erkenntnisse ermöglichen, die über die Kontrolle lexikalisch-begrifflicher Fähigkeiten hinausgehen und die damit eine präzisere Diagnostik und eine fortlaufende Kontrolle therapeutischer Maßnahmen ermöglichen.

Da die Grundlagen der Aktivierungs- und Aufmerksamkeitsforschung nicht zum Wissensbestand aller hier genannten Disziplinen gehören und da auch nur in einigen Disziplinen experimentell gearbeitet wird, haben wir unser Buch in zwei Teile gegliedert. Im ersten Teil werden die wichtigsten Grundlagen unserer Sprachwirkungsforschung referiert - im zweiten Teil werden in einer Reihe von Experimenten Fragestellungen, Methoden und Ergebnisse dieser Forschung exemplarisch verdeutlicht. Wie man von der vagen Vermutung, ein bestimmtes sprachliches Mittel habe wohl diese oder jene Wirkung, zu einer wissenschaftlich begründeten Gewißheit über Wirkungszusammenhänge gelangen kann, dies soll unsere Arbeit verdeutlichen - nicht mehr und nicht weniger.

ERSTER TEIL :

VORAUSSETZUNGEN DER EXPERIMENTELLEN SPRACHWIRKUNGSFORSCHUNG
- THEORETISCHE, ORGANISMISCHE UND MESSTECHNISCHE GRUNDLAGEN, FORSCHUNGSERGEBNISSE

0 EINLEITUNG

Die Aufmerksamkeit ist für jede menschliche Tätigkeit von grundlegender Bedeutung - sie bestimmt durch ihr Ausmaß und ihre Selektivität die Verhaltensintensität und -richtung und hat somit entscheidenden Einfluß auf die Effizienz allen Verhaltens. Für das Funktionieren und die Wirkung sprachlicher Kommunikation als spezifische Form sozialer Tätigkeit des Menschen ist selektive Aufmerksamkeit der Kommunikationsteilnehmer eine geradezu notwendige Bedingung; ohne ein Minimum an aufmerksamer Zuwendung des Rezipienten gegenüber dem Produzenten ist eine effektive und sinnvolle Kommunikation nicht gewährleistet.

In einer direkten und unmittelbaren Kommunikationssituation steht den Gesprächsteilnehmern eine Vielzahl von Mitteln zur Aufmerksamkeitssteuerung des Kommunikationspartners zur Verfügung. Eine erste Trennung unterscheidet zwischen non-verbalen und verbalen Steuerungsmitteln. Zu Beginn muß der Initiator der Kommunikation die Aufmerksamkeit des Hörers erregen und auf sich lenken. Dies geschieht im allgemeinen durch gestische bzw. mimische und/oder verbale Kontaktaufnahmerituale. Da jedoch die Aufmerksamkeit kein statischer Zustand, sondern deutlichen prozessualen Schwankungen unterworfen ist, muß sie während des gesamten Kommunikationsverlaufes immer wieder aufs neue erregt und gesteuert werden. Die hierzu notwendigen Mittel werden meist operational, also nicht-bewußt, eingesetzt. Signale des Hörers geben dem Sprecher normalerweise ausreichende Impulse für die jeweilige Wahl der Mittel.

Schwieriger gestaltet sich die Aufmerksamkeitslenkung bei der Einweg-Kommunikation, wie sie besonders bei der massenmedialen Vermittlung sprachlicher Inhalte in Funk- und Printmedien vorliegt. Bei einem solchen einseitigen, asymmetrischen Kommunikationsfluß ist das direkte Feedback, das dem Kommunikator in einer Face-to-face-Situation anzeigt, ob der Rezipient die Kommunikationsinhalte aufmerksam wahrnimmt, nicht gegeben. Der Kommunikator steht hier also vor dem Problem: In welche sprachliche Form müssen die jeweils zu vermittelnden

Inhalte bzw. Informationen gebracht werden, um bei den Rezipienten Interesse zu wecken und eine aufmerksame Zuwendung zu erzeugen, damit die beabsichtigte Kommunikationswirkung erreicht wird? *)

Für eine praxisorientierte Psycholinguistik bzw. Sprachpsychologie, ist die Frage nach der Funktion der Aufmerksamkeit und der Aufmerksamkeitssteuerung während der sprachlichen Kommunikation von besonderer Bedeutung. Wie wirken sich beispielsweise unterschiedliche Intensitätsgrade der Aufmerksamkeit auf die Sprachwahrnehmung und -verarbeitung aus? Oder: Wie kann durch verschiedene formal-sprachliche Gestaltungsmittel die Aufmerksamkeit eines Rezipienten beeinflußt werden?

Derartige Problemstellungen sind auf den ersten Blick nicht unbedingt neu; vergleichbare Untersuchungen sind bereits in der experimentellen Sprachpsychologie und auch in anderen Fachgebieten, wie in der Lehr-Lern-Forschung und in der massenmedialen Wirkungsforschung, wenn auch mit anderen Erkenntnisinteressen, vorgenommen worden. Neu hingegen ist in der vorliegenden Arbeit die methodische Herangehensweise an diese Problematik. Bislang wurde die Wirkung sprachlicher Stimulierungen auf einen Rezipienten fast ausschließlich mit Messungen in der postkommunikativen Phase untersucht, d.h. es wurden nicht die Aufmerksamkeitsverläufe im Prozeß der Sprachwahrnehmung in der eigentlichen kommunikativen Phase, also während des Rezipierens untersucht, sondern es wurde von den beobachteten Reaktionen des wahrnehmenden Subjekts nach Beendigung des Kommunikationsaktes auf dessen Verhalten während des Kommunikationsvorganges zurückgeschlossen. Die dabei verwendeten Methoden sind bekannt: Erfassung der aufgenommenen Informationsmenge mit Hilfe von Leistungs- und Behaltenstests, Interviewtechniken zur Messung des subjektiven, introspektiven Er-

---

*) Es mag an dieser Stelle der Eindruck entstehen, ein Hörer oder Leser könnte als ein lediglich passiv rezipierendes Objekt angesehen werden. Dies wäre eine rein behavioristische Sichtweise. Eine solche Fragestellung zielt vielmehr auf die Klärung ab, in welchem Maße die von einem Individuum aktiv vorgenommene Informationsauswahl und -verarbeitung, die durch seine individuellen bzw. aktuellen Interessen und Bedürfnisse determiniert ist, verbessert und/oder verstärkt werden kann.

lebens und Befindens etc.

Die Messungen innerhalb der kommunikativen Phase erschöpften sich zumeist in der externen Beobachtung des äußeren Verhaltens, beispielsweise in der Bestimmung der Dauer und Häufigkeit von Blickzu- und Blickabwendungen als Indikator des jeweiligen Aufmerksamkeitsgrades (vgl. SCHERER, 1977). Derartige Methoden haben den offenkundigen Nachteil, daß die Ergebnisse eines Experiments stark von der subjektiven Urteilskraft des externen Beobachters abhängen. Eine validere und objektivere Verhaltenserfassung läßt sich u.E. auf der physiologisch-biologischen Beobachtungsebene durch Messung innerorganismischer Veränderungen durchführen. Entsprechende Methoden liefert die Psychophysiologie bzw. Physiologische Psychologie, die sich darum bemüht, verhaltenstheoretische Begriffe, wie z.B. 'Emotion', 'Motivation' und 'Aufmerksamkeit', operationalisierbarer zu machen. Die Grundlagen dieser Methoden werden unter Hervorhebung eines bewährten Verfahrens, nämlich der Messung der Elektrodermalen Aktivität (EDA), im folgenden ersten Teil des Buches beschrieben.

Im ersten Kapitel wird zu Beginn der Gegenstandsbereich und das Ziel psychophysiologischer Forschung vorgestellt. Darauf aufbauend wird zum besseren Verständnis der psychophysiologischen Meßmethoden und Theorien ein kurzer Überblick über die neuroanatomischen Grundlagen des menschlichen Organismus gegeben.

Das Schwergewicht des ersten Kapitels liegt auf der Diskussion des Begriffs 'Aufmerksamkeit'. Da dieser Begriff für alle wissenschaftlichen Disziplinen, die sich mit dem menschlichen Verhalten in irgendeiner Form beschäftigen, eine zentrale Bedeutung besitzt, existiert eine Fülle von unterschiedlichsten Definitionen und theoretischen Konzepten. Die Diskussion mußte also notwendigerweise konzentriert werden: Erstens erfolgt die Auseinandersetzung mit diesem Begriff lediglich innerhalb psychologischer und aktivierungstheoretischer Konzeptionen, zweitens konnte trotz dieser Einschränkung nur eine punktuelle Darstellung der verschiedenen Begriffsbestimmungen geleistet werden. Unsere Darstellung beabsichtigt eine eher überblickhafte deskriptive, denn kritische Behandlung des Aufmerksamkeitsbegriffs.

Nach diesen ersten Begriffsbestimmungen wird SOKOLOVs Ansatz einer umfassenden Verhaltenstheorie vorgestellt, der aufgrund seiner Systematik und Stringenz als eine der gelungensten physiologisch orientierten Konzeptionen zur Erklärung des Verhaltens und der Aufmerksamkeitsprozesse angesehen werden muß und der für den experimentellen zweiten Teil dieses Buches eine solide und erklärungskräftige theoretische Grundlage darstellt. Nach den SOKOLOVschen Modellvorstellungen muß die sogenannte Orientierungsreaktion, die sich in meßbaren peripheren und zentralen Veränderungen des Nervensystems manifestiert, als psychologische und physiologische Basis der Aufmerksamkeitsprozesse aufgefaßt werden. Als Kriterium für die Auswahl einer geeigneten psychophysiologischen Meßmethode zur Erfassung dieser Aufmerksamkeitsreaktionen dienten u.a. die Befunde von VORONIN und SOKOLOV (196o). Danach zählt die Messung der elektrodermalen Komponente der Orientierungsreaktion zu den reliabelsten Maßen hinsichtlich der Auftretenshäufigkeit dieser Reaktionen bei externer Stimulierung des Organismus.

Im zweiten Kapitel wird eine ausführliche Darstellung und kritische Diskussion der mit der Erfassung der Elektrodermalen Aktivität verbundenen Grundlagen-, Meß- und Auswerteproblematik vorgenommen. Auf einen historischen Überblick über die frühen Entwicklungsstadien dieser Methode folgt ein terminologischer Klärungsversuch. Im weiteren wird das Hauptaugenmerk auf die Elektrophysiologie der Haut und den Kausalmechanismus der EDA gelegt. Anschließend werden die Grundlagen der Meßmethodik, soweit sie für die experimentelle Anwendung wichtig sind, ausführlich diskutiert. Das zweite Kapitel schließt mit einer kritischen Abhandlung der Auswertung des EDA-Signals, da in der maßgeblichen Literatur keine einheitlichen Auswertestrategien vorgeschlagen werden.

Im dritten Kapitel werden psychophysiologische Untersuchungen zum sprachlichen Verhalten vorgestellt. Die hier vorliegende Literatur ist vielfältig und läßt sich nur unter Schwierigkeiten überschaubar gliedern. Wir haben die wichtigsten Arbeiten unter zwei Kategorien zusammengefaßt. Zunächst werden

Untersuchungen dargestellt, deren Frageinteresse auf den emotionalen Bedeutungsgehalt sprachlicher Einheiten abzielt. Dann geht es um Studien, in denen der kognitive Bedeutungsgehalt sprachlicher Einheiten erforscht wurde. Diese Teilung entspricht im großen und ganzen auch der historischen Entwicklung psychophysiologisch orientierter Sprachforschung.

1 PSYCHOLOGISCH UND PHYSIOLOGISCH ORIENTIERTE KONZEPTIONEN DER AUFMERKSAMKEIT

1.1 Gegenstand, Ziel und Methoden psychophysiologischer Forschung

Der menschliche Organismus steht in einer mehr oder weniger aktiven Interaktion mit seiner Umwelt. Einerseits wirkt er gestaltend und verändernd auf seine Umgebung ein, andererseits ist der Organismus ständig äußeren Einflüssen ausgesetzt, die die innerorganismischen Prozesse steuern und gegebenenfalls zu Variationen des beobachtbaren Verhaltens führen können.

Die Wirkungen externer Stimulationen auf das menschliche Verhalten können im allgemeinen unter drei Aspekten systematisch erforscht werden:

1. Physiologisch-biologische Vorgänge ('objektive' Messung physikalischer Größen),
2. Subjektiv-introspektives Erleben (Interviewtechniken),
3. Beobachtbares Verhalten (Beobachtungstechniken) und verbale Verhaltensäußerungen (Ratingtechniken).

Diese Dreiteilung ist allein formal-methodisch bedingt, das menschliche Verhalten ist natürlicherweise eine Synthese aller drei Komponenten (vgl. hierzu: BECKER-CARUS, 1979, 1f.; ähnlich: JANKE, 1969, 31; SCHÖNPFLUG, 1969, 13; BIRBAUMER, 1975, 3; u.a.).

In den letzten drei Jahrzehnten etablierte sich vor allem unter dem Einfluß der Psychologie die Psychophysiologie resp. Physiologische Psychologie als eine selbständige Disziplin, deren grundsätzliche Fragestellungen - ähnlich wie in der Psycholinguistik - zeitlich allerdings sehr viel weiter zurückreichen. Nach BECKER-CARUS (1979; 1981) ist ihr wissenschaftlicher Gegenstand der intakte menschliche Organismus, und ihr Forschungsziel besteht darin, die Beziehungszusammenhänge zwischen menschlichem Verhalten und physiologisch-biologischen Prozessen zu definieren. Darunter ist natürlich nicht ein Reduktionismus psychologisch beschreibbarer Vorgänge auf neurophysiologisch meßbare Prozesse zu verstehen, Ziel ist vielmehr, durch Zusammenführung der Ergebnisse aller drei Beobachtungsebenen zu einer zufriedenstellenden und umfassenden Theorie des menschlichen Organismus und seines Verhaltens zu kommen.

Trotz der relativ kurzen Vergangenheit dieser wissenschaftlichen Disziplin, wurde eine Fülle von theoretischen Konzepten und standardisierten Methoden entwickelt, welches vor allem auf die immensen technischen Innovationen der letzten zwei Jahrzehnte zurückzuführen ist. Das besondere Interesse der psycholinguistischen Wirkungsforschung gilt dem Aktivierungskonzept und speziell der Theorie der Orientierungsreaktion, die einen Beitrag zu einer besseren Operationalisierbarkeit verhaltenstheoretischer Begriffe wie 'selektive Aufmerksamkeit', 'Motivation' und 'Emotion' liefern können.

Die Psychophysiologie interessiert sich explizit für jene meßbaren physiologisch-biologischen Prozesse, die mit dem subjektiven Erleben und dem Verhalten des Menschen zu tun haben. Primär werden an der organismischen Peripherie ableitbare Biosignale *) erfaßt. Diese Signale repräsentieren die zeitlichen Veränderungen meßbarer physikalischer Größen, die relevante Informationen über biologische Prozesse enthalten. Die Biosignale können hinsichtlich ihres physiologischen Ursprungs in drei Hauptkategorien unterteilt werden:

1. Direkte bioelektrische Signale, d.m. Messungen ohne externe Stromquelle (z.B. EKG, EEG, Hautpotentialmessung),
2. Indirekte bioelektrische Signale, d.m. Messungen mit externer Stromquelle (z.B. Elektrodermale Aktivität),
3. Nicht-elektrische Biosignale (z.B. Blutdruck, Atmung, Körpertemperatur).

Eine genauere Differenzierung und Beschreibung der psychophysiologischen Maße erscheint erst sinnvoll, nachdem ein kurzer Überblick über die neuroanatomischen Grundlagen des Organismus gegeben worden ist.

---

*) Der Begriff 'Signal' stammt aus der Nachrichtentechnik. Hier wie dort bezeichnet er den zeitlichen Verlauf einer physikalischen Größe, an die eine Nachricht bzw. Information geknüpft ist.

1.2 Zur Neuroanatomie des menschlichen Organismus

Die Ausführungen dieses Kapitels beziehen sich im wesentlichen - sofern nicht anders vermerkt - auf die im folgenden angegebene Literatur, die auch für eine detailliertere Einführung in diesen Gegenstandsbereich zu empfehlen ist: FALLER, 1974; BIRBAUMER, 1975; KAHLE, 1979; BECKER-CARUS et al., 1979 und BECKER-CARUS, 1981.

Reizaufnahme, Erregungsleitung und Reizverarbeitung sind allgemeine Eigenschaften des menschlichen Organismus. Das Nervensystem ist Träger dieser Funktionen und ermöglicht es, daß sich der Mensch in seiner Umwelt orientieren und auf sie einwirken kann. Nach REIN und SCHNEIDER (1966) kann die Funktion des Nervensystems in fünf Bereiche gegliedert werden:

1. Aufnahme externer und körperinterner Reize,
2. Umwandlung der Reize in nervöse Erregungen,
3. Weiterleitung der nervösen Erregungen (Afferenzen),
4. Verarbeitung und Integration der Erregungen,
5. Aussendung nervöser Impulse (Efferenzen).

Generell muß gesagt werden, daß das Nervensystem als Ganzes sowohl morphologisch als auch funktionell eine Einheit darstellt, jedoch ist es Usus, das Gesamtnervensystem in verschiedene anatomisch-funktionelle Einheiten zu untergliedern (vgl. Abb. 1.1). Eine erste Einteilung des Systems unterscheidet zwischen einem zerebrospinalen und einem vegetativen bzw. autonomen Anteil des Nervensystems.

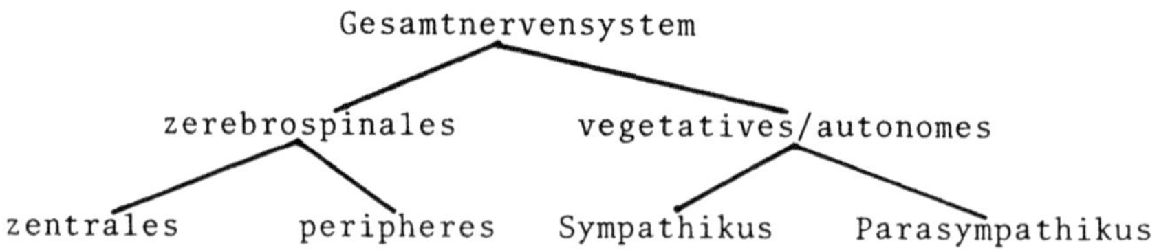

Abb. 1.1: Anatomisch-funktionelle Gliederung des menschlichen Nervensystems (leicht verändert nach: BIRBAUMER, 1975, 15)

Der zerebrospinale Anteil besteht aus dem Zentralnervensystem (ZNS), das im Gehirn und Rückenmark lokalisiert wird, und dem peripheren Nervensystem (PNS), das sind die Nervenbahnen, die in Kopf, Rumpf und Extremitäten verlaufen. Das zerebrospinale Nervensystem dient mit seinem zentralen Anteil der bewußten Wahrnehmung und Nachrichtenverarbeitung, sowie mit seinem peripheren Anteil der Steuerung der willkürlichen Bewegungen.

Das autonome oder vegetative Nervensystem (ANS oder VNS) zerfällt in zwei, in der Regel antagonistisch wirkende Teilstrukturen, den Sympathikus und den Parasympathikus. Das VNS fungiert vorwiegend als Regulator zur Aufrechterhaltung des innerorganismischen Milieus auf in erster Linie unwillkürlichem Wege.

Die Organe für die Kontrolle und Steuerung von Aufmerksamkeits- und Aktivierungsprozessen sind im Gehirn lokalisiert (vgl. Abb. 1.2).

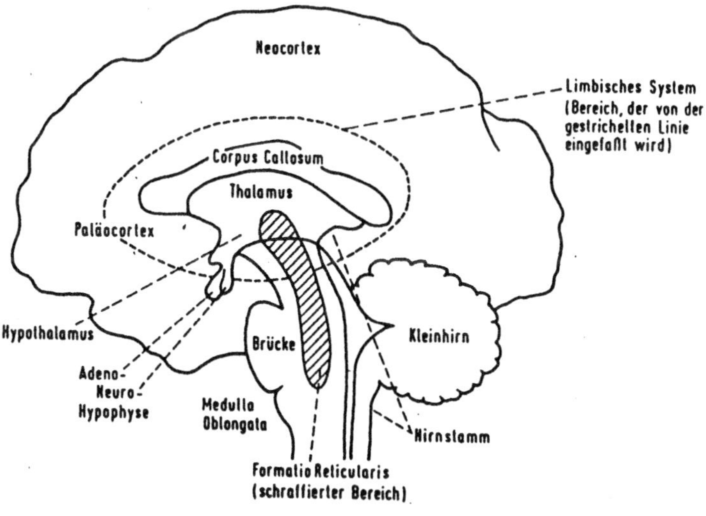

Abb. 1.2: Gehirnareale und -strukturen für die Kontrolle und Steuerung von Aufmerksamkeits- und Aktivierungsprozessen (KELLER, 1981, 32)

Von besonderer Bedeutung für die Aktivierung bzw. Desaktivierung des Gesamtorganismus ist das Retikulärsystem im Hirnstamm. Die Formatio reticularis erstreckt sich von den zentralen Anteilen des Brückenhirns durch das Mittelhirn bis in das Zwischenhirn. Das Zwischenhirn besteht aus dem dorsalen paarigen Thalamus und dem ventral darunterliegenden Hypothalamus und ist eine der zentralen Schaltstellen des Nervensystems.

Der Thalamus ist Hauptumschaltstelle zwischen den Sinnesorganen und dem Kortex (sensorische Bahnen). Der Hypothalamus ist das zentrale Steuerzentrum für die Funktionen des VNS. Er spielt eine wichtige Rolle für die Homöostase, die Motivation und für emotionale Zustände.

Als Limbisches System werden die phylogenetisch älteren Anteile der Endhirnhemisphäre mit ihren Randgebieten und ihren Verbindungen zu subkortikalen Zentren zusammengefaßt. Es handelt sich dabei nicht um ein geschlossenes, topisch geordnetes Bahnensystem, sondern um eine Zusammenfassung funktionell eng verknüpfter Kerne und Rindenbezirke. Aufgrund seiner funktionellen Konzeption sind die zugrundeliegenden anatomischen Strukturen nur ungenau definiert. Wichtigste Bestandteile sind der Hippokampus, der bei Aktivierungsvorgängen eine wichtige Steuerungsfunktion ausübt, die Mandelkernregion (Amygdala), die Einfluß auf vegetative und emotionale Vorgänge im Organismus hat, und die Basalganglien, das sind die großen Ganglien des Hirnstamms, die sog. Zentralganglien. Das Limbische System steht über Nervenbahnen in enger Verbindung mit den oben beschriebenen Strukturen und wird schlagwortartig auch als emotionales Gehirn bezeichnet. Reizungen vieler Teile des Limbischen Systems führen zu genereller Kortexaktivierung. Eine besonders intensive und spezifische Verbindung besteht zum frontalen Kortex, der wiederum über eine Vielzahl von direkten und indirekten Bahnen die Funktion limbischer Strukturen entscheidend beeinflußt und moduliert.

Da dem Hypothalamus und dem Limbischen System unter den o.g. in der Schädelhöhle liegenden Strukturen für die Koordination der vielfältigen Funktionen des VNS als oberste Integrationszentren eine besondere Bedeutung zukommt, werden sie auch als zentrales vegetatives System bezeichnet. Von diesem vegetativen Zentrum führt zu fast allen Geweben des Körpers ein Geflecht von feinsten Nervenfasern, das periphere vegetative Nervensystem. Obwohl das gesamte VNS mit dem übrigen zerebrospinalen Nervensystem anatomisch und funktionell eng verbunden ist, zeigen der Feinaufbau und die synaptische Übertragung einige charakteristische Eigenheiten.

Im Gegensatz zum phylogenetisch jüngeren zerebrospinalen System, werden alle autonomen Fasern, bevor sie an die Erfolgsorgane gelangen, mindestens einmal in einem Gangliensystem außerhalb des zerebrospinalen Systems umgeschaltet. Diese externen Ganglien treten auch miteinander in Verbindung, wodurch sie sich auch außerhalb des ZNS gegenseitig beeinflussen können.

Bezüglich der motorischen und sekretorischen Nervenfasern läßt sich das autonome Nervensystem in zwei vorwiegend antagonistisch wirkende Anteile gliedern: den aktivitätssteigernden Orthosympathikus,kurz Sympathikus, und den aktivitätshemmenden Parasympathikus. Eine solche Unterscheidung ist bei den sensiblen Fasern nicht möglich, sie werden zusammenfassend als viszerosensible Fasern bezeichnet. Die antagonistische Beziehung zwischen Sympathikus und Parasympathikus wurde erstmals von HESS (1948; 1962) beschrieben. Er nennt die sympathikotonen Erregungsmuster ergotrop und die parasympathikotonen trophotrop und weist damit den zwei Subsystemen des VNS unterschiedliche Verhaltensmodalitäten zu. Eine ergotrope Reaktion des Organismus tritt bei Arbeitsverhalten auf, z.B. bei motorischen Tätigkeiten oder Informationsverarbeitung, ist also eher aktiv-umweltbezogen, während ein trophotropes Verhalten regenerative Tätigkeiten umfaßt, wie z.B. Verdauung und Schlaf, und deshalb eher passiv-organismusbezogen ist. Die Erregungsübertragung erfolgt im Parasympathikus sowohl prä- als auch postganglionär durch Azetylcholin (cholinerges System), während die synaptische Übertragung im Sympathikus postganglionär zu 80% durch Noradrenalin und zu 20% durch Adrenalin erfolgt (adrenerges System). Alle präganglionären Fasern des Sympathikus sind hingegen cholinerg. Fast alle Organe werden von beiden Systemen innerviert, lediglich das periphere Gefäßsystem und die Schweißdrüsen (vgl. 2.2) werden

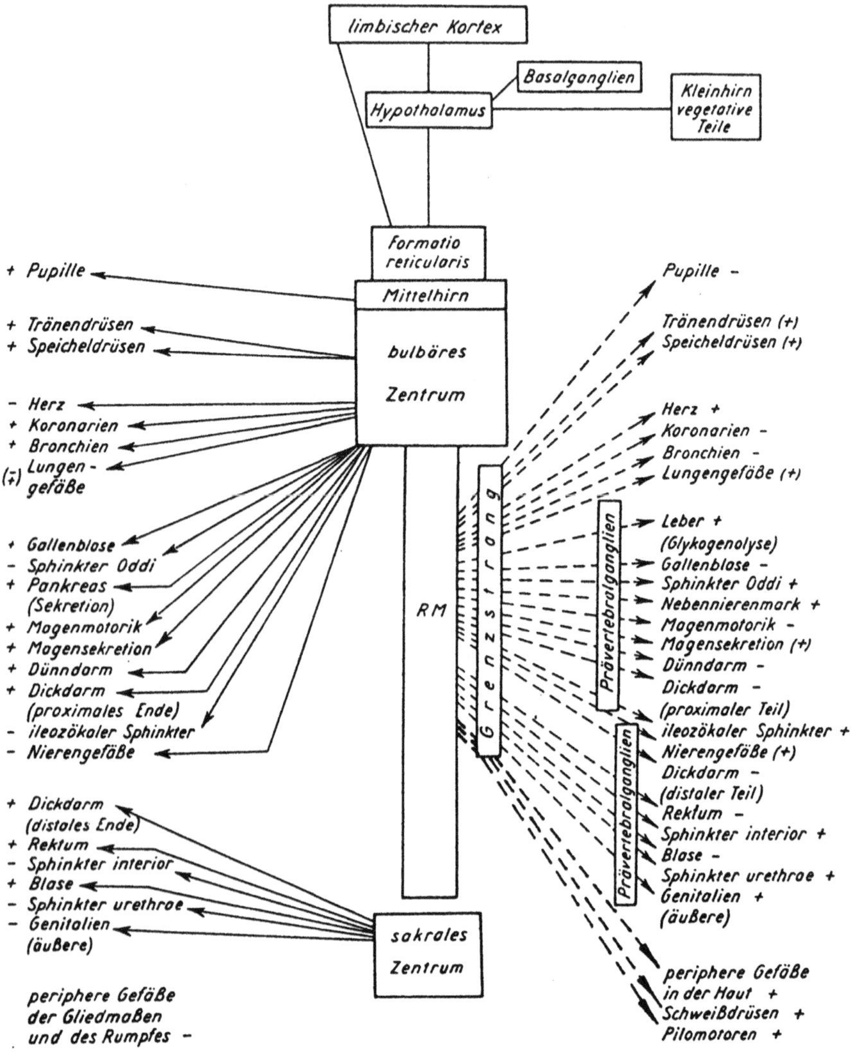

vegetatives Nervensystem; schematische Darstellung des efferenten sympathischen und parasympathischen Nervensystems und sein Einfluß auf die Körperorgane; + positiv, – negativ, (+), (–) noch nicht völlig geklärte Beeinflussungen; → Parasympathikus, - - -→ Sympathikus, *RM* Rückenmark (nach M. Lindemann)

Abb. 1.3: Schematische Darstellung des VNS unter Berücksichtigung der zentralen Steuerungs- und Integrationsorgane, der effenten neuronalen Verschaltungen und der so innervierten physiologischen Systeme (leicht verändert nach: CLAUSS et al., 1981, 649) nur sympathisch gesteuert.

Die enge Vermaschung des ANS außerhalb des ZNS bewirkt eine gewisse Unabhängigkeit der physiologischen Regelkreise - z.B. sudomotorisches oder kardiovaskuläres System - von der zentralen Kontrolle. Andererseits besteht natürlich ebenso eine deutliche Abhängigkeit von der zentralnervösen Erregung.

Abbildung 1.3 zeigt schematisch die neuronalen Verschaltungen und die Kontroll- und Steuerungsorgane im VNS. Auf die Darstellung der komplexen wechselseitigen Verbindungen zu den höheren kortikalen Strukturen im Neokortex wurde verzichtet. Die Umschaltungen der Erregungen im parasympathischen autonomen Teilsystem erfolgen in den Ganglienanhäufungen im bulbären und sakralen Zentrum und führen beispielsweise zur Verlangsamung der Puls- und Atemfrequenz , zu Blutdruckabfall, Pupillenverengung usw. Die wichtigsten Umschaltstationen für sympathische Erregungen liegen in dem parallel zur Wirbelsäule verlaufenden Grenzstrang und bewirken in den spezifischen physiologischen Subsystemen Reaktionen wie Puls- und Atemfrequenzbeschleunigung, Blutdruckanstieg, Pupillenerweiterung, Erschlaffung der peripheren Blutgefäße, Steigerung der sekretorischen Prozesse und Anstieg der Hautleitfähigkeit.

Es können acht verschiedene physiologische Systeme innerhalb des menschlichen Organismus unterschieden werden, in denen die verschiedensten Biosignale erfaßt werden können, die in unterschiedlichem Umfang als Indikatoren für Veränderungen im psychischen Erleben angesehen werden:

- Motorisch-muskuläres System (Muskelaktionspotentiale, Körperbewegungen, Tremor u.a.),
- Senso-motorisches System (Augenbewegungen, Pupillenreflex u.a.),
- Kardio-vaskuläres System (Blutdruck, Elektrische Herzaktivität u.a.),
- Respirationssystem (Atemfrequenz, Atemvolumen u.a.),
- Gastrointestinales System (Salzsäuresekretion, Magen-Darm-Aktivität u.a.),
- Urogenitales System (Blaseninnendruck, Peniserektion, vaginale Durchblutung u.a.),

- Zentralnervöser Bereich (Elektrische Hirnaktivität, Hirndurchblutung u.a.),
- Sudomotorisches System (Schweißdrüsenaktivität).

Die Erfassung und Verarbeitung der verschiedenen Biosignale stellt sowohl an die Versuchspersonen als auch an die verwendeten Meßapparaturen unterschiedlich hohe Anforderungen, auf die hier im einzelnen nicht eingegangen werden soll. Zum Abschluß dieses Kapitels soll die Abbildung 1.4 Auskunft geben über die, wegen ihrer relativ leichten Anwendbarkeit, in der psychophysiologischen Forschung bevorzugten Meßmethoden, über die damit verbundenen Meßtechniken und über die Eigenschaften der damit erfaßten Biosignale.

Physiologisches System	Meßmethode	Amplitude und Frequenz	Meßfühler
1. Kardiovaskuläres System:	Elektrokardiogramm (EKG)	200 µV – 5 mV, 0,7 – 20 Hz	Elektroden
	Atemtiefe, Atemzeitwerte	relative Abweichung 10–20 Atemzüge/min	Atemgürtel
	Blutdruckmessung	Systolisch ≦ 140 mm Hg diastolisch ≦ 90 mm Hg	Blutdruckmeßgerät
	Messung der peripheren Durchblutung – Plethysmographie	relatives Maß der Amplituden 0,7 – 20 Hz	Fotowiderstand oder -transistor, spez. Koppler
	Körpertemperatur	25 – 37° C, 0–1 Hz	Thermistor
2. Motorisch-muskuläres System:	Elektromyographie (EMG)	10–500 µV, 20–1000 Hz	Oberflächen- oder Nadelelektroden
3. Haut- und Schweißdrüsen:	Hautwiderstand Hautleitfähigkeit	tonisch 10–500 kΩ phasisch min. 1 kΩ, ≙ 1 µmhos, 0–1 Hz, verschiedene Zeitmaße	Oberflächenelektroden, Meßgerät mit konstantem Strom oder konstanter Spannung
4. Zentralnervöser Bereich:	Elektroenzephalographie (EEG)	10–200 µV, 0,1–40 Hz	Oberflächenelektroden, spezielle EEG-Elektroden, evtl. spezielle Koppler mit tc bis 30 s
5. Sensorisches System:	Augenbewegungen Elektrookulographie (EOG)	5-500 µV, 0–30 Hz	Oberflächenelektroden, evtl. Nystagmographiekoppler

Abb. 1.4: Kurzcharakteristik der häufigsten psychophysiologischen Meßmethoden (BECKER-CARUS et al., 1979, 16o)

1.3 Verschiedene Modelle der Aufmerksamkeit

1.3.1 Die Aufmerksamkeit aus psychologischer Sicht

Nicht alle Umweltreize, d.h. Veränderungen in der Außenwelt, können vom menschlichen Organismus wahrgenommen werden, da die sensorischen Modalitäten artspezifischen Beschränkungen unterliegen. So kann der Mensch über sein akustisches System nur einen Frequenzbereich von 16 - 21 ooo Hz und über die visuelle Modalität elektromagnetische Strahlung in einem Spektrum von 4oo - 76o nm wahrnehmen; entsprechende Beschränkungen gelten für die anderen Sinnesmodalitäten.

Diese Beispiele zeigen, daß die menschliche organismische Wahrnehmung jeweils auf einen sehr kleinen Bereich im Kontinuum der möglichen Reize und Umweltveränderungen beschränkt ist. Trotz dieser natürlichen Restriktionen bleibt die wahrnehmbare Stimulationsmenge so groß und vielfältig, daß der Organismus nicht in der Lage ist, alle simultan auftretenden Umweltveränderungen wahrzunehmen und zu verarbeiten - seine Kapazität ist begrenzt. Es ist für den Organismus also lebenswichtig sich auf unbekannte und potentiell gefahrvolle Reize intensiv ausrichten und bekannte, uninformative Reize ignorieren zu können.*)

Zentrale Bedeutung für diese Reizselektion und Reizverarbeitungsintensität besitzt die Aufmerksamkeit. "Das Wort 'Aufmerksamkeit' wurde so vielseitig gebraucht, wie vielleicht kein anderes in der Psychologie. Man stellte es sich jedoch gewöhnlich als ein Etwas mit intensiven und selektiven Aspekten vor." (BERLYNE, 1974, 69).

In der introspektiven Psychologie der Jahrhundertwende spielte dieser Begriff eine besonders große Rolle. Man definierte ihn damals als den jeweils erlebten Aktivitätsgrad der psychischen Funktionen wie Wahrnehmen, Denken und Vorstellen,

---

*) So versteht MACKWORTH (197o) unter Aufmerksamkeit die Auswahl biologisch bedeutsamer und die gleichzeitige Hemmung unwichtiger Reize.

deren Aktivierung nach diesem Konzept durch die sogenannten psychischen Kräfte wie Triebe, Gefühle und Willenserlebnisse , hervorgerufen wird (vgl. ROHRACHER, 1976, 531ff.). Diese seinerzeit vorherrschende Anschauung läßt sich exemplarisch an WUNDTs 'Apperzeptionslehre' darstellen. Wilhelm WUNDT (1874) hatte die Aufmerksamkeit als einen Schlüsselbegriff der Psychologie erkannt und diese als Voraussetzung dafür angesehen, daß eine Reizkonfiguration überhaupt aufgenommen wird, oder mit seinen Worten: 'ins Bewußtsein tritt'. Nach seiner Apperzeptionstheorie wird der psychischen Kraft des 'Wollens' die Hauptrolle für die Steigerung der psychischen Funktion der 'Vorstellung' zu voller 'Klarheit' zugeschrieben. Dabei bezeichnet er den Eintritt einer Vorstellung in das 'innere Blickfeld' als Perzeption, ihren Eintritt in den 'Blickpunkt' oder das 'Aufmerksamkeitsfeld' als Apperzeption. Mit seinem Apperzeptionskonzept versuchte WUNDT deutlich zu machen, daß psychische Inhalte, die durch die Aufmerksamkeit in den Blickpunkt des Bewußtseins gelangen, nicht als mechanisch-assoziative Kopplung von Vorstellungen aufzufassen sind, sondern die voluntaristische Aktivität des Individuums zur Voraussetzung haben.

Neben dieser willkürlich-aktiven Aufmerksamkeit, deren Ursprung im Wollen des Menschen liegt, betonen Psychologen seit langem auch die unwillkürlich-passive Aufmerksamkeit, deren Ursachen auf Triebe und Instinkte zurückgeführt werden (HÖFFDING, 1908; DÜRR, 1914). Neben dieser Einteilung differenziert MEUMANN (1920, 16ff.) den Aufmerksamkeitsbegriff sogar auf vier verschiedenen Ebenen die zum Teil in der Persönlichkeitsforschung zur Charaktertypologie verwendet wurden:

1. Intensive und distributive Aufmerksamkeit (hohe, andauernde Aufmerksamkeit auf einen Gegenstand vs. weniger intensive Aufmerksamkeit auf verschiedene Gegenstände),
2. Stabile und labile Aufmerksamkeit (geringe vs. große Ablenkbarkeit),
3. Dynamische und statische Aufmerksamkeit (mehrere Willensimpulse zur Aufmerksamkeitserhaltung vs. einmaliger, ausreichender Willensimpuls),
4. Sinnliche und intellektuelle Aufmerksamkeit (außenweltbezogen vs. innerorganismisch).

Die Befunde aus tachistoskopischen Experimenten veranlaßten MEUMANN zu einer weiteren Unterscheidung zwischen fixierender und fluktuierender Aufmerksamkeit, was auch häufig mit dem Begriffspaar 'enge' bzw. 'weite' Aufmerksamkeit umschrieben wird. So nehmen einige Menschen wenige Eindrücke sehr intensiv auf, während andere viele Eindrücke auf einem niedrigeren Niveau verarbeiten. Der erstere Typus besitzt also einen sehr viel kleineren Aufmerksamkeitsumfang als der letztere.

Der in der MEUMANNschen Terminologie angesprochene variable Aufmerksamkeitsumfang, bzw. 'enge' oder 'weite' Aufmerksamkeit, entspräche dem heute verwendeten Begriff 'Grad der selektiven Aufmerksamkeit' (vgl. BECKER-CARUS, 1981, 118ff.). Diese auswählende Gerichtetheit ist nach RUBINSTEIN (1977, 554) das wesentlichste Merkmal der Aufmerksamkeit. Weiterhin hebt er hervor, daß diese selektive Aufmerksamkeitsfokussierung nicht allein von der Aktivität des Organismus abhängig ist, sondern auch als ein von außen steuerbarer Prozeß angesehen werden muß:

"Insofern als die Aufmerksamkeit die Wechselbeziehung von Subjekt und Objekt widerspiegelt, besitzt sie auch eine gewisse Zweiseitigkeit. Einerseits richtet sie sich auf das Objekt, andererseits lenkt das Objekt die Aufmerksamkeit auf sich. Die Ursachen dafür, daß sie sich diesem und nicht einem anderen Objekt zuwendet, liegen nicht nur im Subjekt, sondern auch im Objekt, und zwar vor allem in diesem, in seinen Eigenschaften und Qualitäten. Aber sie liegen nicht im Objekt als solchem, wie sie noch weniger im Subjekt als solchem liegen, sie liegen vielmehr in dem Objekt, das in seiner Beziehung zum Subjekt genommen wird, und im Subjekt in seiner Beziehung zum Objekt." (1977,554)

Die Erkenntnis, daß Aufmerksamkeitsprozesse auch einer sehr starken Beeinflussung von außen unterworfen sind, findet ihre praktische Umsetzung in jenen Bereichen, in denen - nach einem Terminus der amerikanischen Wirkungsforschung - mit 'persuasiver Kommunikation' gearbeitet wird. Dies gilt insbesondere für die Werbung, die in der vielfältigsten Weise versucht, die Aufmerksamkeit potentieller Konsumenten auf ihre Produkte zu lenken bzw. zu 'zwingen'. Neben geschickt ausgewählten psychophysischen Eigenschaften, wie Reizintensität, Kontrast, Bewegung, Neuartigkeit, sind es insbesondere Auslösereize, die die menschlichen Triebe, wie die Sexualität, ansprechen und die selektive Aufmerksamkeit besonders gut oder überdurchschnittlich auf sich ziehen.

Die Strategien der äußeren Aufmerksamkeitslenkung, die in der modernen Reklameindustrie besonders extensiv und bewußt eingesetzt werden, finden natürlicherweise auch in alltäglichen Kommunikationssituationen - sicherlich zum großen Teil intuitiv-unbewußt - durch jeden natürlichen Sprecher Verwendung. Ausgehend von einer alltäglichen face-to-face Situation zwischen zwei Personen, muß es das Ziel des Initiators der Kommunikation sein, die Aufmerksamkeit des anderen zu erregen und auf sich zu lenken. Zu diesem Zweck steht ihm eine Vielzahl von Mitteln zur Verfügung. Neben dem nonverbalen Verhalten (z.B. Blickkontakt und Körperhaltung) sind vor allem die verbalen Kontaktaufnahmerituale, wie 'Hallo' und 'Entschuldigen Sie bitte', von großer Wichtigkeit (vgl. SCHEGLOFF, 1968; SCHERER, 1977; u.a.). Da die Aufmerksamkeit hinsichtlich ihrer Intensität und Ausrichtung kein statischer Zustand ist, sondern wie andere Prozesse deutlichen Schwankungen *) unterworfen ist, muß der Sprecher bemüht sein, die Aufmerksamkeit des Hörers während des Kommunikationsverlaufes immer wieder neu anzuregen. Die Sprache bietet hier eine ganze Palette von Möglichkeiten, ausgehend von einer angemessenen Redestrukturierung über prosodische Veränderungen (Intonation, Lautstärke) bis hin zum Einsatz von rhetorischen Stilfiguren. Abschließend ist festzuhalten, daß nach allen oben vorgestellten Konzeptionen der Aufmerksamkeitsbegriff ein Konstrukt ist; er wird aufgefaßt als subjektiver Erlebensaspekt, der das innere und äußere menschliche Verhalten begleitet. Aufmerksamkeit bringt zum Ausdruck, in welchem Grad (Intensität) ein Mensch seine psychischen Funktionen für ein bestimmtes Ziel (Selektivität bzw. Richtung) einsetzt. Höchstes Aufmerksamkeitserleben bedeutet danach, daß er Wahrnehmung, Gedächtnis und Denken bis zur maximalen Leistungsfähigkeit einsetzt.

---

*) Nach ROHRACHER (1976, 535) ist darunter die Tatsache zu verstehen, daß der Grad der psychischen Aktivität und damit der Aufmerksamkeitsgrad nicht gleich bleibt, sondern sich in kurzen Zeiten verändert, indem er absinkt und dann wieder ansteigt.

1.3.2 Die Aufmerksamkeit als aktivierungstheoretisches Konzept

Der hier zentral verwendete Begriff der 'Aktivierung' wird nicht nur in der Psychophysiologie, sondern auch in anderen wissenschaftlichen Disziplinen, wie in der Physik und der Medizin, verwendet. Allgemein bezeichnet er jeden Vorgang, in dessen Verlauf oder an dessen Ende organische bzw. anorganische Einheiten in Funktion treten oder den Grad ihrer bestehenden Tätigkeit verändern. In der psychophysiologischen Aktivierungsforschung wird dieser Terminus aufgrund unterschiedlicher methodischer Herangehensweisen auf zwei verschiedenen Ebenen gebraucht: einer psychologischen und einer physiologisch-biologischen. So können Gegebenheiten des Erlebens und äußeren Verhaltens als psychische Funktionseinheiten definiert werden, deren Tätigkeit nach SCHÖNPFLUG (1969, 13) als Aktiviertheit bezeichnet werden kann. Auf der anderen Seite beschreibt der Aktivierungsbegriff auf der physiologischen Ebene den Tätigkeitsgrad biologisch-organismischer Systeme bzw. den Grad ihrer nervösen Erregung. Dabei sind grob zwei Konzepte zu unterscheiden, die Generalitätshypothese betont die Eindimensionalität der Aktivierung als Gesamterregung des Organismus (z.B.: DUFFY, 1962; 1972), die Spezifitätshypothese dagegen die Mehrdimensionalität der Aktivierung als Erregung verschiedener Teilsysteme (LACEY, 1967). Dies zeigt, daß der Aktivierungsbegriff in der Psychophysiologie und der Aktivierungsforschung relativ weit gefaßt ist. Aufgrund der verschiedenen Konzepte existieren unterschiedliche Terminologien, die jedoch dieselben oder zumindest ähnliche Phänomene ansprechen: Aktivation, Erregung oder Arousal, Emotionalität, Energetisierung, Exzitation, Energiemobilisierung, Antrieb, etc. (KELLER, 1981, 212).

Die Meßbarkeit von Aufmerksamkeit als Erlebensaspekt psychischer Tätigkeiten bleibt in der Regel auf ihre subjektive Beurteilung durch Introspektion bzw. auf die Beurteilung des äußeren Verhaltens und der meßbaren Leistung durch externe Beobachter beschränkt. Die psychophysiologische Forschung versucht demgegenüber über die Messung innerorganismischer Prozesse einen direkteren Zugang zu den Verhaltensdimensionen zu bekommen. Insbesondere hat die Aktivierungsforschung wesentliche Beiträge zur Verbesserung der Operationalisierbarkeit verhaltenstheoretischer Begriffe, wie zum Beispiel 'Emotion' und 'Aufmerksamkeit', geliefert.

Um die Argumentationsweise der Aktivierungsforscher transparent zu machen, sei diese beispielhaft anhand des Emotionsbegriffes kurz dargestellt. So werden emotionale Zustände mit Zuständen von hoher Aktivierung in Verbindung gebracht (BERLYNE, 1974, 73), d.h. erlebte Emotion wird von einer Reihe physiologischer Reaktionen des ZNS und ANS hervorgerufen und begleitet. Nach dem neurophysiologischen Modell von WEIL(1974) können Emotionen als Funktion einer Entladung oberer limbischer, hypothalamischer und retikulärer Strukturen angesehen werden, welche sich in aufsteigender und absteigender unspezifischer Aktivierung manifestiert. *) Beispielsweise läßt sich mit der von den Aktivierungsforschern häufig eingesetzten Messung der Elektrodermalen Aktivität, der Zeitpunkt des Einsetzens und die Intensität einer erlebten Emotion gut bestimmen.

Während in der klassischen Psychologie das Phänomen der Aufmerksamkeit eher von einer strukturalistisch-deskriptiven Herangehensweise aus untersucht worden ist, die das 'Wesen' der Aufmerksamkeit innerhalb psychischer Funktionen zu erfassen suchte, bemüht sich die psychophysiologische Aktivierungsforschung um eine funktionalistisch-prozessuale Analyse der Aufmerksamkeit bezüglich der tatsächlichen biologisch-physiologischen Gegebenheiten. Bei der Erörterung der physiologischen Grundlagen treten hypothetische Konstrukte, wie z.B. die Be-

---

*) Auffällig ist die Tatsache, daß eine der Aktivierung ähnelnde Dimension bei Versuchen zur Klassifizierung emotionaler Zustände konstant identifiziert wird. Sie erscheint schon in WUNDTs (1896) klassischer dreidimensionaler Theorie des Gefühls (Lust-Unlust; Erregung-Beruhigung; Spannung-Lösung) als die Erregungs-Beruhigungs-Dimension. 'Aktivität' ist nach OSGOOD et al. (1957) auch einer der drei Faktoren des 'semantischen Raums' (Evaluation: gut-schlecht; Potenz: stark-schwach; Aktivität: aktiv-passiv).

wußtseinsproblematik, zugunsten eines Aufmerksamkeitsbegriffes in den Hintergrund, der als Voraussetzung für die Wahrnehmung und deren Verhaltenskonsequenzen die Fähigkeit des Nervensystems zur selektiven Aktivitätserhöhung zusammenfaßt (BIRBAUMER , 1975, 63ff.).

Starken Auftrieb für die Untersuchung des menschlichen Verhaltens verschafften der Aktivierungstheorie vor allem die verschiedenen Erkenntnisse und Befunde der neurophysiologischen Forschung. Schon EBBINGHAUS (1905) und DÜRR (1914) vertraten die Hypothese einer Bahnung im Nervensystem, nach welcher oft verwendete Erregungsbahnen besser ausgebildet werden. Die Steuerung der Erregungen in oft benützte Bahnen führe zu größerer Stärke und Lebhaftigkeit der Wahrnehmungseindrücke. Diese vagen, empirisch sehr ungenügend fundierten Vermutungen wurden durch die Theorie der unspezifischen kortikalen Aktivierung aus der Formatio reticularis abgelöst. Die ersten Grundlagen für die Entwicklung dieser Theorie lieferten die Befunde BREMERs (1935), der sich mit der Wirkungsweise und Bedeutung der Formatio reticularis befaßte. Präzisiert wurden diese Erkenntnisse durch die Arbeiten von MORUZZI und MAGOUN (1949), LINDSLEY et al. (1949) und LINDSLEY et al. (1950). Danach ist die Formatio reticularis als neurologisch-anatomisches Substrat dessen anzusehen, was gemeinhin mit Aktivierung bezeichnet wird. Aufgrund der unspezifischen aufsteigenden, kortikalen Aktivierungsfunktion der Retikulärformation wurde und wird sie als ARAS ('ascending reticular activation system') bezeichnet. LINDSLEY weist dem ARAS die folgenden drei Funktionen zu:

1. eine allgemeine Erregungsfunktion zur Schlaf-Wach-Regulation,
2. eine allgemeine Alarmfunktion, die einen generellen Aufmerksamkeitszustand erzeugt,
3. eine spezifische Alarmfunktion, die eine Aufmerksamkeitsfokussierung auf spezifische Reize erlaubt (1957, 95f.).

Die Formatio reticularis wird durch verschiedenste externale und internale Stimuli aus der Umwelt, dem Kortex und dem Kleinhirn usw. beeinflußt und sendet ihrerseits Impulse in die verschiedensten Hirnregionen aus. Da aber die Retikulärformation dazu neigt, in enger Verbindung mit dem sympathischen Anteil des ANS zu arbeiten, so daß vegetative Veränderungen (z.B.EDA) und kortikale Aktivitäten (z.B. EEG) gewöhnlich gemeinsam auftreten, scheint es angebracht, nicht von einem aufsteigenden Aktivierungssystem (ARAS) zu sprechen, sondern wesentlich allgemeiner und ungerichteter von einem RAS ('reticular activation system') auszugehen (BERLYNE, 1974, 74).

Es bestehen konstante und weitreichende Interaktionen zwischen dem RAS und dem zerebralen Kortex. Dabei existieren Fasern, welche Impulse vom Kortex zum RAS übertragen, und es gibt aszendente Fasern, die die Erregung des RAS zum Kortex leiten. Einflüsse aus dem Kortex spielen immer dann eine bedeutende Rolle, wenn das 'Aktivierungspotential' *) eines Reizmusters abhängt von: (1) den subtilen Unterschieden, die die hoch entwickelten analytischen Fähigkeiten des Kortex erfordern und (2) der Bedeutung, welche auf gelernten Assoziationen beruht (BERLYNE, 1974, 226f.). Die beiden genannten Voraussetzungen treffen mit Sicherheit auf sprachliche Stimulierungen jeglicher Art (Wort-, Satz- und Textebene) zu. Verbale Reize sind sehr komplex, d.h. zu ihrer physikalischen Komponente tritt ihre personal-soziale Bedeutsamkeit für ein Individuum aufgrund ihrer semantischen Gehalte hinzu. Sie erfordern gerade deshalb die hoch differenzierte Reizverarbeitung durch den Kortex.

Die Erkenntnisse der neuroanatomischen und -physiologischen Forschung der 60er und Anfang der 70er Jahre führten zu einer Relativierung der Bedeutung der Retikulärformation für die Aktivation des Organimus. So nimmt ROUTTENBERG (1968; 1971) zwei Systeme an, Formatio reticularis und Limbisches System - deren wechselseitiges Zusammenspiel vom Hippokampus koordiniert wird - , die das Aktivierungsgeschehen bestimmen ('Zwei-Arousal-Hypothese'). ROUTTENBERGs Modell, auf das hier im einzelnen nicht näher eingegangen werden soll, besitzt zum einen eine größere Erklärungskraft als die Beschränkung auf das RAS

*) Das Aktivierungspotential bezeichnet hier alle Eigenschaften von Reizen, die die Aktivierung beeinflussen können; dazu zählen nach BERLYNE for allem kollative Merkmale der Reizsituation, wie Neuartigkeit, Komplexität, Konflikt, Überraschung, etc. (1974, 38ff.).

als einzigem 'Aktivierungsorgan', zum anderen erscheint dieses umfassendere Konzept sinnvoller, als es eher die Tatsache berücksichtigt, daß ein Organismus hinsichtlich seiner biologischen Funktionskreise und Steuerzentren ein Ganzes bildet und die Zuweisung von komplizierteren Funktionen zu einzelnen, eng umschriebenen Organen nicht möglich ist. Genau aus dieser Perspektive heraus zeigt sich auch ein Mangel der ROUTTENBERGschen Hypothese, da sie den wesentlichen Einfluß der kortikalen Strukturen auf die Aktivierungsvorgänge nicht oder zumindest nur in einem eingeschränkten Maße berücksichtigt.

Nachdem in dem oben Gesagten der Akzent mehr auf die Darstellung der Entwicklung der neurophysiologischen Erkenntnisse der Aktivierungsforschung gelegt worden ist, sollen im folgenden kurz die wichtigsten Aktivierungstheorien aus verhaltenstheoretischer Sicht referiert werden. Die verschiedenen Theorien lassen sich in zwei Kategorien klassifizieren: ein Ansatz hat als Ausgangspunkt die eindimensionale, generelle Aktivierung des Organismus, der zweite hebt die mehrdimensionale, spezifische Aktivation verschiedener Systeme hervor.

Als einer der frühen Vertreter der Generalitätshypothese ist LINDSLEY zu nennen. Ausgehend von der - nach dem damaligen Forschungsstand - zentralen Bedeutung der Retikulärformation für die organismischen Aktivierungsprozesse und unter der Berücksichtigung ihrer zahlreichen Verbindungen zu sensorischen, motorischen und kortikalen Teilen des ZNS und ihrer vielfältigen Konnexionen zum ANS, entwickelte er 1951 seine Aktivationstheorie der Emotion. Danach ist Emotion in erster Linie als ein allgemeiner, organismischer Erregungszustand anzusehen, dessen Manifestation durch das RAS gesteuert wird.

Die bedeutendste Vertreterin einer psychophysiologischen Aktivierungstheorie ist Elisabeth DUFFY, deren theoretische Implikationen noch heute in weiten Teilen der psychologischen Forschung Geltung besitzen. Sie verweist auf zwei fundamentale Komponenten des Verhaltens (1962 und 1972):

- die Richtung ('direction') des Verhaltens, d.h. Annäherung und Vermeidung bezüglich Personen, Dinge, Ideen oder jeglicher anderer Umweltgegebenheiten,

- die <u>Intensität</u> des Verhaltens, synonym dazu gebraucht sie die Begriffe 'energy mobilisation', 'arousal' und 'intensity'.

Nach DUFFY (1972, 580) ist die Aktivation:

"... related to almost any response an organism gives. It apparently can be modified by almost anything done to the organism, such as observable stimulation (including drugs), or by the organism, such as the symbolic activities of attending or thinking."

Danach umfaßt der Aufmerksamkeitsbegriff im DUFFYschen Sinne ebenfalls einerseits einen Intensitätsaspekt, d.h. verschiedene Aufmerksamkeitsgrade gehen mit verschiedenen Aktivierungsgraden oder Verhaltensintensitäten des Organismus einher und andererseits einen Richtungsaspekt, der die Selektivität des Verhaltens ('goal direction') hinsichtlich Annäherung bzw. Vermeidung und damit die Fähigkeit des Organismus zur selektiven Aktivitätserhöhung widerspiegelt.

Der Aktivierungsbegriff DUFFYs bezieht sich auf eine allgemeine gesamtorganismische Energiemobilisierung wie auch auf spezifischere Aktivierungsprozesse, die sich auf ein oder mehrere Subsysteme erstrecken können. Dabei kann die Aktiviertheit von zwei verschiedenen Perspektiven aus gemessen und interpretiert werden: verhaltensmäßig über Messungen der Leistung, der Schnelligkeit und Qualität, physiologisch über die Indikatoren organismischer Teilsysteme (z.B.: EMG, EEG, EDA).

Dieser Interpretation der Aktiviertheit legt DUFFY eine Annahme zugrunde, die sie mit allen anderen Vertretern der Generalitätshypothese teilt. Demzufolge wird ein <u>eindimensionales Aktivierungskontinuum</u> postuliert, das sich von komatösen bzw. schlafähnlichen Zuständen bis hin zu extremen Erregungszuständen erstreckt:

"... the organism as a whole is more highly activated at some times than at others. Activation varies in d e g r e e , from a low point in deep sleep to a high point in extreme excitement. Intermediate degrees of activation represent intermediate effects of stimulus situations or conditions of the organism." (DUFFY, 1972, 579).

Weiterhin schließt DUFFY aufgrund verschiedener Experimente auf eine Interaktion zwischen den beiden Basiskomponenten des Verhaltens, der Richtung und der Intensität der Aktivation, führt aber nicht weiter aus, wie eine solche Interaktion vorzustellen ist. Diese Problematik wurde eingehend von BERLYNE, auch ein Vertreter der generellen Aktivierungstheorie, untersucht. Er entwickelte die sog. WUNDT-BERLYNE-Funktion (vgl. BIRBAUMER, 1975, 59 ff.), die folgendes besagt: Mit zunehmender Intensität der Aktivation, hervorgerufen durch ein zunehmendes Aktivierungspotential der Stimulation, steigt zunächst die Ausprägung des Annäherungsverhaltens bis zu einem optimalen mittleren Wert, um dann bei weiterer Erhöhung der Aktivierung abzufallen und schließlich in eine andere Qualität umzuschlagen, die sich in einem Vermeidungs- bzw. Aversionsverhalten manifestiert. Diese Kurve wurde erstmals von WUNDT (1874) aufgrund introspektiver Daten postuliert, wobei das Annäherungs- und Vermeidungsverhalten seiner Lust-Unlust-Dimension entspricht. An dieser Stelle sei darauf verwiesen, daß die uneingeschränkte Gültigkeit der WUNDT-BERLYNE-Funktion für die unterschiedlichen Erlebensqualitäten von Aktivierungszuständen umstritten ist (vgl. BIRBAUMER, 1975, 61).

Ähnliches gilt für die häufig beschriebene umgekehrt u-förmige Beziehung zwischen Aktivierung und Leistung, die nach ihren Entdeckern (YERKES & DODSON, 1908) auch als 'YERKES-DODSONsche Regel' bezeichnet wird. Wird der Grad der Aktivation auf der Abszisse und die gemessene Leistung auf der Ordinate eingetragen, so steigt die Leistung kontinuierlich bis zu einem mittleren Aktivierungsniveau, um dann bei höheren Aktivierungsgraden allmählich wieder abzufallen. Es hat sich herausgestellt, daß eine solche Beziehung nicht immer gefunden werden kann (eine Übersicht findet sich bei DUFFY, 1972, 600 ff.), was auf den Einfluß verschiedener Faktoren, wie zum Beispiel Art der Aufgabenstellung, emotionales Befinden der Vpn und deren motivationale Einstellungen, zurückzuführen ist. Ein weiterer Grund für die Divergenz der Befunde verschiedener Untersuchungen liegt sicherlich in der Schwierigkeit begründet, daß bei Laborexperimenten nicht das gesamte Aktivitätsspektrum von schwach bis sehr hoch erfaßt werden kann. Viele Experimentalstudien haben gezeigt, daß abhängig von der Stimulusart und der untersuchten Fragestellung nur ein bestimmter Teil des Aktivierungskontinuums in den Vpn induziert werden konnte, da das Aktivierungspotential der gewählten Stimulusart nicht ausreichte, alle möglichen Aktivierungsgrade zu erzeugen. Eine empirisch festgestellte <u>lineare</u> Beziehung zwischen Leistungs- und

Aktivierungsdaten muß deshalb nicht unbedingt gegen die Existenz eines umgekehrt U-förmigen Zusammenhangs sprechen, vielmehr liegt die Annahme nahe, daß in einem solchen Versuch nur ein bestimmter Ausschnitt des Kontinuums, beispielsweise leichte bis mittlere Aktivation, beobachtet wurde.

Die Annahmen der Existenz eines Aktivierungskontinuums und der oben beschriebenen Beziehung zwischen Aktivation und Leistung lassen es sinnvoll erscheinen, die neurophysiologisch orientierte Definition des Aufmerksamkeitsbegriffs nach BIRBAUMER (s.o.) zu modifizieren. Analog zu einer psychologischen Begriffsbestimmung der Aufmerksamkeit als Erlebensaspekt der Intensität psychischer Funktionen, der impliziert, daß ein Individuum sein Verhalten nur so lange als 'aufmerksam' beschreibt bzw. beurteilt, wie eine individuelle Leistungssteigerung damit verbunden ist, sollte der psychophysiologische Aufmerksamkeitsbegriff die qualitativen Auswirkungen der verschiedenen Aktivierungsgrade auf das Verhalten berücksichtigen. In concreto: es sollte nur von Aufmerksamkeit, selektiver Aufmerksamkeit oder Aufmerksamkeitssteigerung gesprochen werden, solange diesen Phänomenen Aktivierungsgrade bzw. -steigerungen zugrundeliegen, die eine Verbesserung der psychischen Funktionen bewirken (schwach bis mittelhohe Aktivierung); sehr hohe Aktivierungsgrade, die zu einer Leistungsminderung führen, bewirken im Organismus Konfusion und eine Zerstörung der selektiven Aufmerksamkeit, oder, nach HAIDER (1969, 133), eine Spaltung der Aufmerksamkeit.

Das <u>mehrdimensionale, spezifische Aktivierungskonzept</u> negiert eine eindimensionale, gesamtorganismische Erregung und betont vielmehr unterschiedliche Erregungsverläufe auf verschiedenen Ebenen. Aufgrund einer Reihe von Versuchsergebnissen, die bezüglich der als Aktivierungsindikatoren verwendeten Maße keine oder nur geringfügige Übereinstimmungen feststellten, gelangte LACEY (1950; 1967) zu dem Schluß, daß Aktivierung nicht als eindimensionale Funktion zu betrachten ist, sondern daß drei verschiedene Formen der Erregung auf <u>kortikaler</u>, <u>autonomer</u> und <u>behavioraler</u> Ebene als jeweils unterschiedliche Aktivierungsformen angesehen werden müssen, deren jede, für sich selbst genommen, ein äußerst vielschichtiges Phänomen darstellt. Die Variabilität einzelner physiologischer Reaktionsmuster bei simultaner Ableitung verschiedener autonomer Meßwerte veranlaßten LACEY außerdem zur Zurückweisung einer relativ situationsunabhängigen, allgemeinen, unspezifischen Aktivierung organismischer Prozesse, und zur Postulierung der 'Reizspezifität' bzw. 'Situationsstereotypie' der Aktivierung.

Dieses Spezifitätskonzept der Aktivation wurde von anderen Untersuchern dahingehend weiterentwickelt, daß drei Aspekte der Problematik der Aktivierungsmuster unterschieden werden: (1) Individualspezifische Reaktionsmuster (ISR-Prinzip), (2) Stimulusspezifische Reaktionsmuster (SSR-Prinzip) und (3) Motivationsspezifische Reaktionsmuster (MSR-Prinzip). Eine detailliertere Diskussion dieses Problemkreises würde an dieser Stelle zu weit führen; es sei hier lediglich auf die ausgezeichneten Ausführungen von FAHRENBERG (1969), FOERSTER und WALSCHBURGER (1980), FOERSTER und SCHNEIDER (1982) und FOERSTER et al. (1983) zu diesem Thema verwiesen. Hinsichtlich möglicher Einflüsse der drei genannten Faktoren - die je nach Fragestellung aus experimentaltheoretischer Perspektive auch als 'Störvariablen' bezeichnet werden können - auf die Untersuchungsergebnisse dieser Arbeit wird die Ansicht vertreten, daß durch sorgfältigste Versuchsplanung und standardisierte Versuchsdurchführung (Vermeidung von fehlerhaften Instruktions- und Versuchsleitereffekten, standardisierte Meßmethoden und Auswertungsmodi usw.) solche Fehlervarianzen minimiert und annähernd konstant gehalten werden können (vgl. auch 2.4.2).

Ob der LACEYschen Spezifitätshypothese oder dem von DUFFY vertretenen generellen Aktivierungskonzept die größere Erklärungskraft bzw. Gültigkeit zuzuweisen ist, soll an dieser Stelle dahingestellt bleiben; vielmehr ist die Lösung dieses Problems eine zentrale Aufgabe der psycho- und neurophysiologisch orientierten Aktivierungsforschung und nicht einer experimentell arbeitenden Sprachpsychologie bzw. Psycholinguistik. Für die Entwicklung der experimentellen Fragestellung und für die Entscheidung über die zu wählende Methodik innerhalb dieser Arbeit erscheint es sinnvoll, dem theoretischen Konzept und der Argumentation DUFFYs (1972) zu folgen. Bei der Überprüfung der von LACEY vertretenen Annahme deutlicher Systemspezifitäten kommt DUFFY zu dem Ergebnis, daß die vorliegenden Befunde eher für eine allgemeine Aktivierungstheorie als für unterscheidbare Klassen von Aktivierungsmustern sprechen. Es spricht nicht gegen den Aktivierungsbegriff, wenn organismische Aktivierung nicht als gleichförmige Erregung über die unterschiedlichen Systemindikatoren beobachtbar ist. Entscheidend ist für DUFFY vielmehr, daß der Organismus nicht desintegriert arbeitet, was sich darin zeigt, daß deutliche Trends zwischen der Mehrzahl der Indikatoren und deren Messungen übereinstimmen (vgl. auch: LADER, 1975, 364f.), sondern daß der Organismus letztlich integriert ist, was wiederum bedeutet, daß außer spezifischen Varianzanteilen auch eine signifikante gemeinsame Kovariation erkennbar sein müßte.

Die Bestimmung solcher Kovariationen zwischen den unterschiedlichen physiologischen Subsystemen trifft dabei auf erhebliche Schwierigkeiten. Einerseits zeigen verschiedene Indikatoren eine steigende Aktivierung in unterschiedlichen Richtungen an, d.h. eine steigende Funktion eines Subsystems kann gleichzeitig mit einer abnehmenden Funktion eines anderen einhergehen (vgl. Abbildung 1.5: z.B. 'Herzfrequenz' vs. 'Finger-Puls-Volumen'), andererseits bestehen erhebliche Differenzen in Bezug auf die 'Sensibilität' und 'Intensität'*) der Funktionskreise auf verschieden hohen Aktiviertheitsniveaus (vgl. Abbildung 1.5: z.B. 'SCR-Anzahl' vs. 'Systol. Blutdruck'). DUFFY weist noch auf eine weitere Variabilität hinsichtlich der unterschiedlichen Latenzzeiten zwischen Stimulusdarbietung und physiologischem Reaktionsbeginn in den einzelnen Systemen hin. So reagiert bei Darbietung eines Reizes das EEG bereits nach einer halben Sekunde, während die phasischen Anteile der Elektrodermalen Aktivität erst mit einer Latenz von ein bis drei Sekunden auftreten.

Aus der Summation der oben dargestellten Faktoren schließt DUFFY auf eine Variabilität zwischen den einzelnen physiologischen Funktionskreisen, deren Regularitäten und charakteristischen Eigenschaften noch einer eingehenden experimentellen Un-

---

*) Zusammenfassend für 'Sensibilität' und 'Intensität' eines physiologischen Maßes wird in der Literatur auch häufig der Begriff 'Reagibilität' verwendet.

tersuchung bedürfen. Demgegenüber hebt sie die weitaus geringere Varianz innerhalb eines Systems, beispielsweise der Elektrodermalen Aktivität, hervor und führt aus, daß Messungen innerhalb eines Teilsystems zur Beobachtung von Stimulusunter-

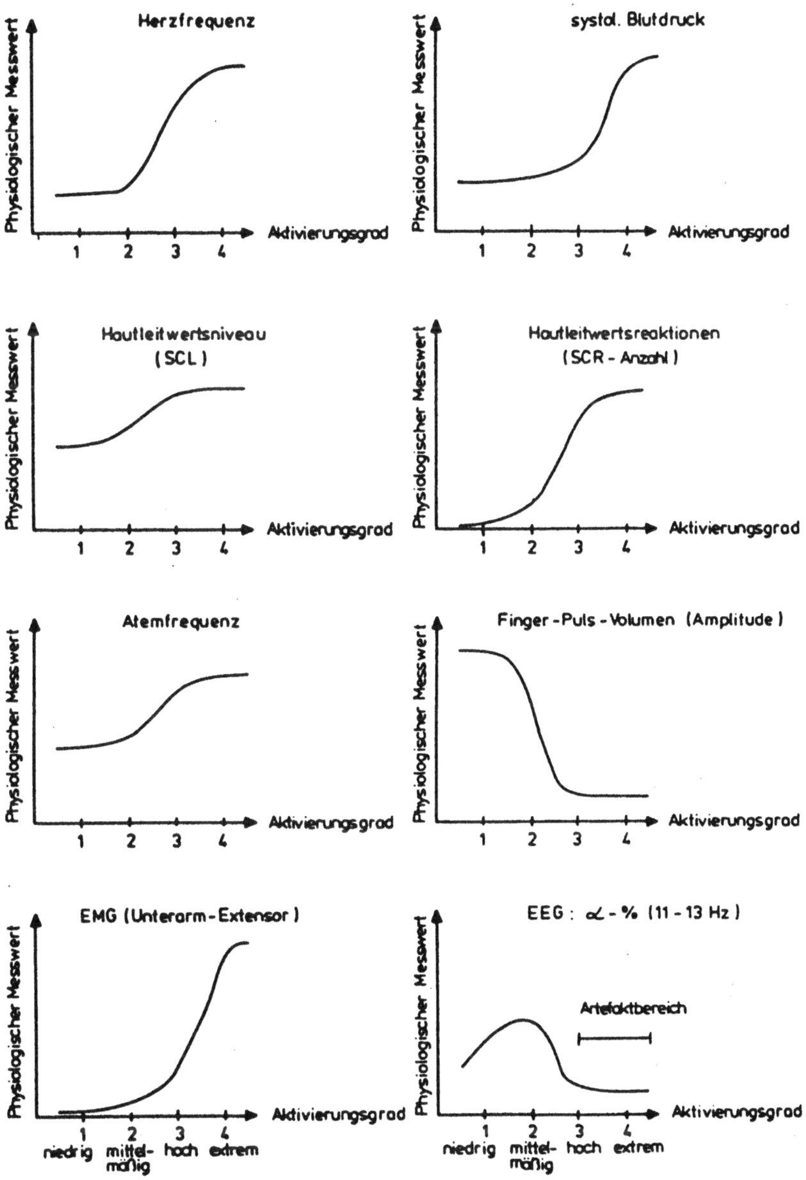

Abb. 1.5: Vermutete approximative Beziehungen zwischen acht physiologischen Meßwerten und verhaltensmäßigem Aktivierungsgrad (WALSCHBURGER, 1976, 339)

schieden - wie sie in dieser Arbeit vorgenommen werden - reliable und valide Ergebnisse gewährleisten (1972, 594f.). Ähnlich argumentieren auch FAHRENBERG und FOERSTER, die bei Mittelwertsvergleichen von Versuchsgruppen die Verwendung von einzelnen physiologischen Maßen befürworten:

"The general activation state and activation reaction in different groups of subjects probably can be compared by testing sample means for a selected physiological parameter ..." (1982, 168).

Zu einem differenzierteren und den modernen Forschungsergebnissen der Psychophysiologie besser angepaßten Modell der Aktivierungsvorgänge, in dem die verschiedenen Stufen der Aufmerksamkeit integriert sind, kommt HAIDER (1969). Auf der Grundlage der langsamen, tonischen und der kurzfristigen, phasischen Arousalprozesse, die erstmals von SHARPLESS und JASPER (1956) so unterschieden wurden *), konstruiert er ein vierstufiges, hierarchisches Modell:

"1. Psychophysiologische Mechanismen der Wach- und Schlafregulierung, welche bereits sehr komplizierte physiologische Regulationsmechanismen einschließen.
2. Generalisierte, tonische Aktivierungs- und Desaktivierungsvorgänge, in deren Verlauf es zu relativ langsamen Niveauverschiebungen der Aktiviertheit kommt.
3. Lokalisierte, phasische Aktivierungs- und Desaktivierungsvorgänge, welche nicht mehr so ausgebreitet sind, rascher auftreten und vergehen.
4. Differenzierte, selektive Aktivierungsvorgänge. Hier bleibt das allgemeine Aktivierungsniveau oft weitgehend unverändert, aber trotzdem sind die Bedingungen für Aufnahme und Verarbeitung von bestimmten Reizen sehr unterschiedlich." (HAIDER, 1969, 148f.).

Abbildung 1.6 zeigt schematisch das vierstufige Aktivierungsmodell HAIDERs mit den entsprechenden Verhaltensmustern. Auf Stufe eins wird zwischen Wachen und Schlafen unterschieden. Die zweite Ebene zeigt die verschiedenen Aktivierungszustände, die von sehr niedrig bis extrem hoch (A bis H) reichen. Auf der nächsten Ebene finden sich die verschiedenen, mit den jeweiligen Aktivierungszuständen einhergehenden Verhaltenszustände, von denen insbesondere die Erwartungs- (e) und Zuwendungs-

---

*) Russische Autoren unterscheiden in diesem Sinne zwischen generalisierten und lokalisierten Orientierungsreaktionen (vgl. BERLYNE, 1974, 126).

reaktionen (z) mit der selektiven Aufmerksamkeitsfokussierung verbunden sind. Beispielsweise würden die auf dieser Ebene stattfindenden Schreckreaktionen (s) oder Ablenkungsreaktionen (a) zu der bereits oben erwähnten Aufmerksamkeitsspaltung führen. Die auf Stufe vier lokalisierten Akte werden hinsichtlich der Aufmerksamkeit (x) und des Traumerlebens (y) unterschieden. Dabei bezeichnen die fortlaufenden Indizes 1 bis i die Differenzierung der auf Stufe drei generierten Aufmerksamkeitsfokussierung bezüglich der verschiedenen Sinnesmodalitäten und die Erregung der entsprechenden Projektionsfelder in der Großhirnrinde.

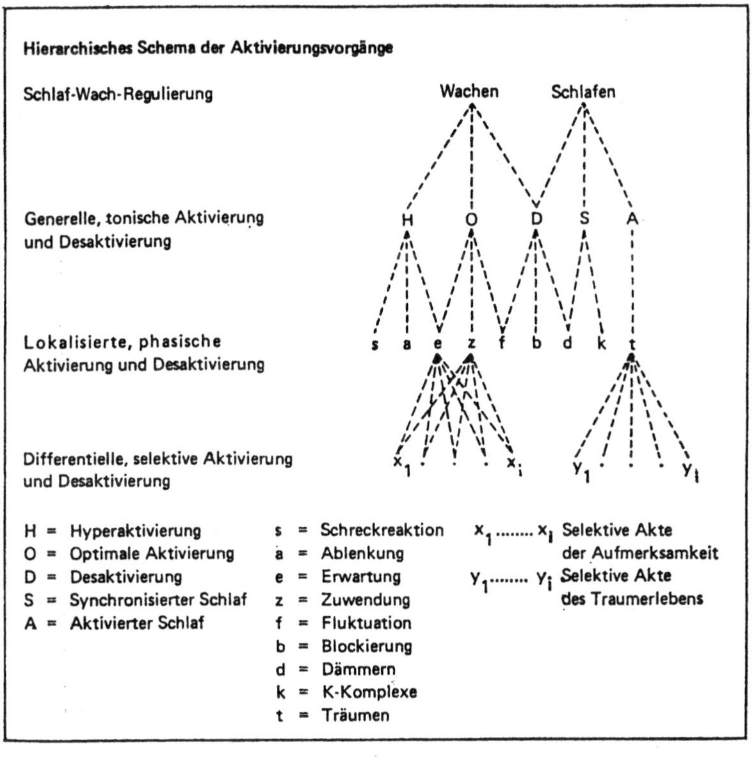

Abb. 1.6: Hierarchisches, vierstufiges Schema der Aktivierungsprozesse (HAIDER, 1969, 149)

Zusätzlich zu seinem hierarchisch gegliederten Aktivierungsschema untersuchte HAIDER, welche der elektrophysiologischen Maße bis zu welcher der von ihm konstituierten vier Ebenen adäquate Differenzierungen ermöglichen. Die sehr feinen Unterschiede der differentiellen, selektiven Aktivierung und Desaktivierung können demnach nur mit Hilfe der Messung der Evozierten Hirnpotentiale*) erfaßt werden. Messungen dieser Art sind in der psychologischen Forschung kaum gebräuchlich, da sie einen zu hohen technischen Aufwand erfordern und, was noch viel wichtiger ist, sie haben die absolute Ruhigstellung der Vpn zur Voraussetzung, was mit vielen Fragestellungen nicht vereinbar ist. Andere Maße, wie EMG und EDA, erlauben zwar nur Analysemöglichkeiten bis zu der Stufe der lokalisierten, phasischen Aktivierung und Desaktivierung, sie zeigen aber mit ausreichender Sicherheit das Einsetzen oder Auftreten von selektiven Aktivationen durch Stimulation und damit also einen Wechsel im Grad der Aufmerksamkeit an. FLANAGAN (1967) errechnete eine signifikante Korrelation von r = .64 für die elektrodermale Reaktionsamplitude auf die Darbietung von visuellen Stimuli und deren durch Rating bestimmten 'attention-getting'-Werten.

Abschließend sei noch die Konzeption von PRIBRAM und MC-GUINNESS (1975) erwähnt, die nach Durchsicht einer Fülle von neuropsychologischen und psychophysiologischen Arbeiten, zwischen drei neuronal getrennten, unterschiedlichen Aufmerksamkeitssystemen differenzieren:

1. Arousal-System; es reguliert die durch eine Stimulation bedingten phasischen, physiologischen Responses und hat seinen Sitz in der Amygdala, einem Teil des Limbischen Systems.
2. Aktivations-System**); es bereitet die Aktivierung von Re-

---

*) Nach BECKER-CARUS (1981, 138) werden die Evozierten Potentiale als hirnelektrische Prozesse definiert, die über bestimmten kortikalen Regionen in einem konstanten und charakteristischen Verlaufsmuster als spezifisches Korrelat des Erlebens oder Verhaltens auftreten; sie werden rechnerisch aus den EEG-Daten bestimmt.

**) Die von PRIBRAM und MCGUINNESS eingeführte terminologische Differenzierung zwischen Arousal und Aktivation soll im sponsemechanismen vor und manifestiert sich in der tonischen, physiologischen Bereitschaft zu reagieren und ist in den Basalganglien des Vorderhirns lokalisiert.

3. Koordinierungs-System; es koordiniert Arousal- und Aktivationssysteme der Responsemechanismen und steht primär mit den höheren kortikalen Funktionskreisen in Verbindung, die die differentielle und selektive Aufmerksamkeitskontrolle (vgl. HAIDER, 1969) ermöglichen. Diese Koordinationstätigkeit erfolgt im Hippokampus.

Sowohl das Arousal- als auch das Aktivationssystem beeinflussen das Wirken des RAS, wobei in einem intakten Organismus alle diese Funktionskreise kontinuierlich interagieren. Der PRIBRAMsche Ansatz sticht vor allem deshalb unter vergleichbaren Konzeptionen hervor, weil er grundlegende Gesichtspunkte der oben diskutierten Aktivierungs- und Aufmerksamkeitsmodelle in sich aufnimmt. Er stellt eine Weiterentwicklung und Ausdifferenzierung der ROUTTENBERGschen Zwei-Arousal-Hypothese dar, indem er die schon von ROUTTENBERG vorgenommene Umgewichtung des zentralen Aktivierungsgeschehens unter stärkerer Einbeziehung höherer kortikaler Funktionen konsequent weiterführt. Auch die von den meisten Autoren explizierte phänomenologische Trennung zwischen einem allgemeinen, unspezifischen und einem lokalisierten, spezifischen Aktivierungsgeschehen findet bei PRIBRAM ihr Analogon in der Postulierung von einem Arousal- und einem Aktivationssystem. Bei LINDSLEY entspricht dies der allgemeinen bzw. spezifischen Alarmfunktion des ARAS; HAIDERs vierstufiges hierarchisches Modell basiert auf den dieser Unterscheidung entsprechenden tonischen und phasischen Aktivierungsprozessen.

Die differentielle Bedeutung beider Systeme für höhere psychische Funktionen läßt sich an einem Beispiel kurz demonstrieren: Bei der Tätigkeit des Kategorisierens, z.B. Identifikation bzw. Diskrimination auditiver Stimuli, geht das Arousal der Aktivation voran. Bei der Tätigkeit des logischen Denkens, Schluß-

---

weiteren keine Verwendung finden; vielmehr erscheint es ausreichend, beide Begriffe synonym zu verwenden und lediglich explizit zwischen tonischen bzw. phasischen Erregungen zu unterscheiden.

folgerns und Urteilens, z.B. mentales Rechnen oder Schachspielen, geht die tonische, unspezifische Aktivation dem phasischen spezifischen Arousal voraus.

Im Falle von automatisierten Handlungen ohne besondere höhere Aufmerksamkeitskontrollmechanismen treten die Arousal- und Aktivationsmechanismen in den Hintergrund. Reizkonfigurationen aus dem externen oder internen Reizfeld, die aufgrund ihrer Neuartigkeit bzw. ihrer kollativen Eigenschaften keine automatisierten Reaktionen, sondern ein Orientierungsverhalten des Organismus hervorrufen bewirken Arousalreaktionen, die sich in meßbaren Veränderungen physiologischer Variablen (z.B. EDA) und/oder behavioralen Indikatoren (z.B. lokomotorische Responses) niederschlagen.*) PRIBRAM faßt dabei den Organismus als ein Informationsverarbeitungssystem auf, "where input is matched against some residual in the organism of his past experience, or some competence" (1975, 117). Ohne dieses ständige Vergleichen bzw. 'matching' der neu eintreffenden Inputs ist nach PRIBRAM der Organismus nicht in der Lage, auftretende Neuartigkeit, Information oder auch nur Intensitätsveränderungen wahrzunehmen. Das Aktivationssystem steuert in diesem Zusammenhang den Grad der perzeptiven Erwartung und die motorische Bereitschaft zu reagieren. Auf ähnlichen theoretischen Annahmen baute SOKOLOV sein 'Neuronales Modell' und seine Theorie des Orientierungsverhaltens auf.

---

*) Analog wird auch in der Gedächtnispsychologie zwischen einer kontrollierten und einer automatisierten Informationsverarbeitung unterschieden (vgl. SHIFFRIN & SCHNEIDER, 1977). Neuartige inkonsistente Informationen werden demnach vom Organismus in kontrollierten Prozessen langsam und seriell verarbeitet, sie erfordern einen hohen Grad an selektiver Aufmerksamkeit, d.h. sie sind 'effortful' und unterliegen einer Kapazitätsbeschränkung durch das Kurzzeitgedächtnis. Automatisierte Informationsverarbeitungsprozesse sind dagegen nicht kapazitätsbeschränkt und können als schnell und parallel arbeitend charakterisiert werden. Da automatisierte Verarbeitungsprozesse nur eine geringe Aufmerksamkeit erfordern, sind ihre Auswirkungen auf das Langzeitgedächtnis entsprechend geringer (FISK & SCHNEIDER, 1984).

1.3.3 Aufmerksamkeit und Orientierungsverhalten

Der russische Physiologe und Psychologe Ivan Petrovitsch PAVLOV war wahrscheinlich der erste, der sich intensiv mit der Erforschung des Orientierungsverhaltens beschäftigt hat. Auslöser für seine Untersuchungen auf diesem Gebiet war das Verhalten von Hunden, die von seinen Studenten konditioniert wurden. Jedesmal wenn PAVLOV den Raum betrat, in dem seine Studenten ihm die Konditionierungsexperimente demonstrieren wollten, richteten die Hunde ihre Aufmerksamkeit auf PAVLOV, d.h. sie zeigten eine Hinwendungsreaktion auf ihn und nicht auf die ihnen von den Studenten dargebotenen Stimuli. PAVLOV bezeichnete diese Reaktion als 'Was-ist-das'-Reflex und faßte seine Erkenntnisse über derartige Reaktionen bzw. Verhaltensweisen mit folgenden Worten zusammen:

"It is this reflex which brings about the immediate response in men and animals to the slightest changes in the world around them, so that they immediately orientate their appropriate receptor organ in accordance with the perceptible quality in the agent bringing about the change, making a full investigation of it. The biological significance of this reflex is obvious. If the animal were not provided with such a reflex its life would hang at any moment by a threat." (PAVLOV, 1927, 12).

Für den menschlichen Organismus schreibt PAVLOV diesem Reflex wesentlich höhere Funktionen zu. Diese äußern sich nach seiner Ansicht in Form jenes Wissensdranges, der die Wissenschaft geschaffen hat, womit dem Menschen die höchste Orientierungsmöglichkeit in der umgebenen Welt erschlossen wird.

Für dieses Verhalten von lebenden Organismen wurde der Begriff der '<u>Orientierungsreaktion</u>' (OR) geprägt und vor allem von russischen Forschern eingehend untersucht. Herausragende Bedeutung auf diesem Gebiet erlangte SOKOLOV, dessen theoretische Konzeption (1963) und in weiterentwickelter Form (1975) zu einem Modellansatz geführt hat, der aufgrund seiner Systematik und Stringenz als die gelungenste Theorie zur Erklärung des Orientierungsverhaltens gelten kann.

Die Grundlage seines theoretischen Ansatzes besteht in der Auffassung, daß ein von außen beobachtbares Orientierungsverhalten, etwa Veränderungen in der Körperhaltung und Hinwendungen der

Sinnesorgane zur Reizquelle (nach SOKOLOV 'Orientierungsreflex'), nur einen Teil einer ganzen Konstellation von physiologischen Prozessen darstellt. Diese Prozesse erfassen den ganzen Organismus und können durch Veränderungen jeglicher Stimulationsart ausgelöst werden.

Grob werden vier Komponenten dieser vielseitigen, die ganze Persönlichkeit des Menschen umfassenden Orientierungsreaktion unterschieden:

1. Anwachsen der Sensitivität der sensorischen Organe (z.B.: Anwachsen der visuellen und akustischen Sensibilität),
2. Veränderungen des äußerlich beobachtbaren Verhaltens (vorübergehende Einstellung laufender Handlungen, Kopf-, Rumpf- bzw. Ganzkörperbewegungen in Richtung Reizquelle etc.),
3. Veränderungen im ZNS (EEG-Wellenveränderungen, Ansteigen des Tonus der willkürlichen Muskulatur),
4. Veränderungen im VNS oder ANS (Kontraktion der peripheren und Dilation der zentralen Blutgefäße, Hautwiderstandsabnahme und Hautleitfähigkeitszunahme usw.).

Grundlegende Verbindungen sieht SOKOLOV zwischen den Orientierungsreaktionen und den Veränderungen im Aktivierungsniveau; jede Orientierungsreaktion, die durch die Messung ihrer verschiedenen physiologischen OR-Komponenten erfaßt werden kann, führt zu einer Erhöhung der Aktivierung des Organismus. Ausgelöst werden Orientierungsreaktionen durch Reizvariablen wie Neuartigkeit, Ungewißheit, Konflikt und Komplexität (vgl. KLIX, 1971, 477ff. und BERLYNE, 1974, 38ff.).

Analog zur Aktivierungsforschung (vgl. HAIDER, 1969; PRIBRAM et al., 1975) unterscheidet SOKOLOV ebenfalls zwischen längerfristig tonischen und kurzfristig phasischen Anteilen der OR.*) Die phasische OR ist danach definiert als die Gesamtheit von

---

*) Terminologisch unterscheidet SOKOLOV noch zwischen generalisierten und lokalisierten OR. Die generalisierte OR alarmiert alle Sinnesorgane des Organismus, ungeachtet der Modalität, zu welcher ein starker, provozierender Reiz gehört. Wiederholt sich eine solche starke Veränderung, verschwinden die Prozesse, die die anderen Sinne beeinträchtigen, relativ rasch. Die lokalisierten OR, die der reizspezifischen Sinnesmodalität entsprechen, dauern noch einige Zeit an.

kurzzeitigen Änderungen, die dem Einsetzen, der Beendigung oder der plötzlichen Veränderung eines Reizes folgen. Tonische OR äußern sich hingegen in länger anhaltenden und progressiven systemspezifischen Erhöhungen oder Abnahmen der Aktivierungsindikatoren.

Die phasische OR manifestiert sich in selektiven Aktivitätssteigerungen, denen auf der Verhaltensebene Veränderungen in der selektiven Aufmerksamkeit entsprechen. Im gleichen Sinne äußern sich die meisten anderen Autoren (vgl. z.B. BIRBAUMER, 1975, 64; BECKER-CARUS, 1981, 129ff.).

Neben der Orientierungsreaktion als 'Aufmerksamkeitsreaktion' postuliert SOKOLOV noch zwei weitere Responsetypen, die mit anderen qualitativen Verhaltensausprägungen einhergehen. Beiden Reaktionstypen ist gemeinsam, daß sie die Aufmerksamkeit negativ beeinflussen, indem sie einer verhaltensmäßigen Reizzuwendung entgegen wirken. Die sog. <u>Defensivreaktion</u> (DR) besitzt wie die OR einen generalisierten, die ganze Persönlichkeit umfassenden Charakter. Sie stellt eine Reaktion des gesamten Organismus auf Reize dar, die entweder sehr intensiv oder potentiell bedrohlicher Natur sind. Methodisch lassen sich OR und DR durch die Messung der Durchblutung in der Kopfregion gut unterscheiden: bei Hervorrufen einer OR treten Gefäßerweiterungen und bei Auslösung einer DR Gefäßkonstriktionen auf (STERN, 1980, 58f.). Im Gegensatz dazu stellt die <u>Adaptationsreaktion</u> (AR) eine lokalisierte DR dar, d.h. sie ist auf spezifische Sinnesorgane bzw. Teile des ZNS beschränkt und nimmt für unterschiedliche Reizqualitäten unterschiedliche Formen an. Bei Reizen mit Signalcharakter, zum Beispiel sprachlichen Stimuli, sind die AR und DR gehemmt, solange die physikalischen Reizqualitäten nicht zu stark ausgeprägt und nicht 'komplexbehaftet'*) sind - letzteres gilt insbesondere für die DR. DR und AR sind zwei Responsetypen, die mit dem von HAIDER

---

*) In dem hier verwendeten tiefenpsychologischen Sinne bedeutet der Begriff 'Komplex' die organisierte Gesamtheit von teilweise oder ganz unbewußten, stark affektbesetzten Vorstellungen und Erinnerungen. Der Terminus wurde von der Züricher Psychoanalytischen Schule um JUNG, vor allem durch dessen Assoziationsforschung, geprägt (LAPLANCHE & PONTALIS, 1982). Ist für ein Individuum in einem Experiment ein sprach-

beschriebenen Phänomen der 'Aufmerksamkeitsspaltung' einhergehen, jedoch sind sie für die experimentellen Untersuchungen dieser Arbeit nicht von Belang, da die verwendeten Stimuli Reaktionen dieser Art unwahrscheinlich machen.

Die grundlegende Idee des SOKOLOVschen Ansatzes besteht darin, daß wahrgenommene Reize auf ihre Neuartigkeit hin überprüft werden, der Organismus somit als Informationsverarbeitungssystem angesehen wird: "Der Begriff 'Neuartigkeit des Stimulus' setzt voraus, daß in menschlichen ... Nervensystemen Spuren früherer Reizeinwirkungen gespeichert werden" (1966, 136). Basierend auf der Ansicht, daß der Organismus ein aktives Informationsverarbeitungssystem darstellt, das die Fähigkeit besitzt, von gegenwärtiger Erfahrung zu extrapolieren, und dessen Tätigkeit durch Erwartungen und damit verbundenen Hypothesenbildungen mitbestimmt und gesteuert wird, entwickelte SOKOLOV ein neuronales Modell der Informationsverarbeitung, welches im folgenden kurz beschrieben werden soll.

Der Anschaulichkeit halber soll das SOKOLOVsche Modell anhand einer gedachten Experimentalsituation erläutert werden. Betritt eine Versuchsperson (Vp) einen Versuchsraum, dann bringt sie eine gewisse Erwartungshaltung mit, d.h. sie entwickelt Hypothesen über den möglichen Ablauf des bevorstehenden Experiments. Diese Unsicherheit und Ungewißheit der Vp erfährt eine erste Minderung durch die Instruktionen des Versuchsleiters, der versucht, die Hypothesenbildungen der Vp im Sinne des Experiments auszurichten und zu regulieren. Nach SOKOLOV stellt sich diese Situation folgendermaßen dar: Auf der kortikalen Ebene entwickelt die Vp unter Rückgriff auf frühere Erfahrungen, Gedächtnisbesitz, Spezifität der aktuellen Situation und den Instruktionen des Versuchsleiters ein neuronales Modell, das sich in einer neuronalen Kodierung der erwarteten Stimuluseigenschaften manifestiert und als Matrix von neuronalen Verschaltungen vorgestellt werden kann ("The neuronal model of the

---

licher Stimulus 'komplexbehaftet', dann werden die verdrängten, stark affektbesetzten Vorstellungen und Erinnerungen im Bewußtsein wieder aktualisiert, was zu starken Emotionen wie Angst, Furcht etc. führen kann.

stimulus as a matrix of potentiated synapses." 1975, 227). Die Darbietung des ersten Stimulus, dessen wahrgenommene Reizcharakteristiken überwiegend in den primären Projektionsfeldern des Kortex analysiert und in Form einer 'neuronal trace' gespeichert werden, führt bei der Vp, aufgrund seines Informationsgehaltes, zu einer weiteren, erheblichen Verminderung der Ungewißheit und löst deshalb eine Orientierungsreaktion aus, die von SOKOLOV in diesem Sinne auch als 'Informationsregulator' bezeichnet wird (1966, 141).

Als Folge der ersten Stimulusanalyse vollzieht der Vp-Organismus eine wesentlich detailliertere Hypothesenbildung über die zu erwartenden Ereignisse und nimmt eine entsprechende Ausrichtung seiner Aufmerksamkeit vor. Der nächste wahrgenommene Reiz wird ebenso wie der erste auf kortikaler Ebene analysiert und mit dessen neuronalem Abbild in Hinblick auf Neuartigkeit und Informationsgehalt verglichen. Koinzidiert die neue Information mit dem neuronalen Modell, so wirkt der Kortex aktiv inhibitorisch auf subkortikale Strukturen und blokkiert so die OR. In diesem Fall werden nach VINOGRADOVA (1970) die sog. 'I-Neuronen' im Hippokampus aktiviert, die zusammen mit den Thalamusfunktionen hemmend auf die zentralen Aktivierungssysteme des Organismus einwirken. Unterscheidet sich der neue Stimulus von dem vorhergegangenen in irgendeiner Hinsicht, d.h. besitzt er einen Informationswert für den Organismus, dann werden vom Kortex aus die sog. 'A-Neuronen' im Hippokampus aktiviert, die wiederum die Aktivierungssysteme des Nervensystems erregen und somit zur Auslösung der peripheren OR führen.*)
SOKOLOV nimmt dabei an:

"The response to the new stimulus proves to be stronger, the greater the number of new synapses involved, i.e. the greater the number of properties by which the new stimulus differs from the old one." (1975, 228).

Das vereinfachte Diagramm in Abbildung 1.7 zeigt noch einmal schematisch die oben beschriebene Wirkungsweise des SOKOLOV-Modells der Orientierungsreaktion.

---

*) VINOGRADOVAs experimentelle Befunde zeigen, daß der Anteil der sog. aktivierenden A-Neuronen ca. 30 - 40% und der inhibierenden I-Neuronen ca. 60% im Hippokampus beträgt.

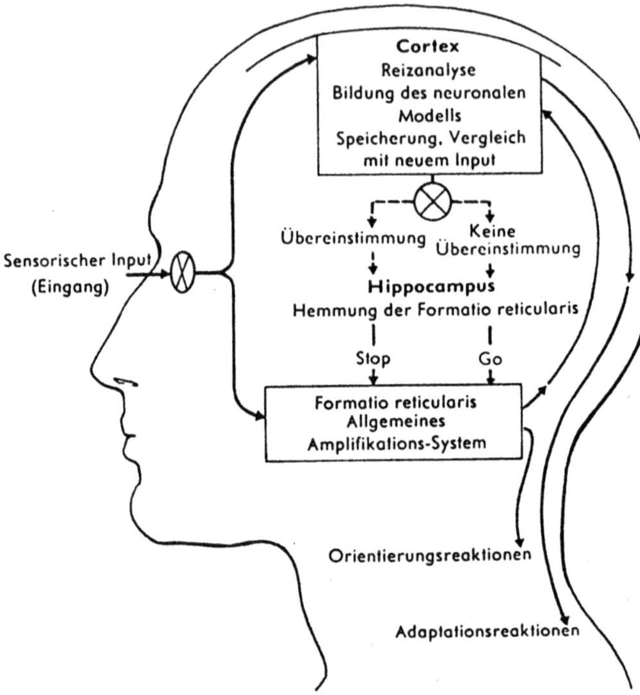

Sokolovs Gehirnmodell. Das vereinfachte Diagramm zeigt, was bei der Orientierungsreaktion, in der Habituations- und der Entwöhnungsphase nach Sokolovs Modell im Gehirn vorgeht.
(1) Der sensorische Input wird im Cortex analysiert und es wird ein „neuronales" Modell gebildet.
(2) Der neue Reiz-Input wird mit diesem Modell verglichen.
(3) Im Falle von „nicht-passend" wird die Formatio reticularis aktiviert, die dann Orientierungsreaktionen (corticale, somatische, viscerale) hervorruft.
(4) Im Falle von „passend" werden Impulse ausgelöst, die die Formatio reticularis hemmen und einen weiteren Input von den afferenten, sensorischen Nerven blockieren.
Resultat: Habituation

Abb. 1.7: SOKOLOVs neurophysiologisch orientiertes Modell der Orientierungsreaktion (ZIMBARDO & RUCH, 1978, 133)

Die Generierung eines neuronalen Modells eines Stimulus ist ein aktiver Prozeß unter Einbeziehung der Erfahrungen und der Bewertungsstrategien eines Individuums. In seinen Grundzügen stellt sich dieses Modell also so dar: Die einlaufenden Reize werden vom Individuum auf ihre Neuartigkeit hin überprüft, worunter die Abweichung des letzten Reizes von der kodierten Information über die vorhergehenden Stimuli verstanden wird. Ist die Diskrepanz groß, werden die Aktivierungssysteme des Organismus erregt, die dann die Orientierungsreaktion auslösen.

Wird ein Stimulus wiederholt dargeboten, m.a.W. wird das Ausmaß der Neuheit immer geringer, so nimmt die OR-Intensität ab (Habituation des Reizes).

Es sollte klar sein, daß an dieser Stelle nur ein kurzer Abriß der SOKOLOVschen Theorie, wie er für diese Arbeit zweckmässig ist, gegeben werden konnte. Eingehende und spezifische Informationen über den Aufbau und die Struktur der neuronalen Reizmodelle gibt SOKOLOV (1975). Einen ausgezeichneten Überblick über die langjährige Entwicklung von SOKOLOVs Theorie, die in einer Fülle von Einzelarbeiten dokumentiert ist, leistet VELDEN (1978).

Die Fruchtbarkeit und Erklärungskraft des SOKOLOVschen Ansatzes für die experimentell arbeitende Psychologie kann nicht hoch genug eingeschätzt werden. So haben zahlreiche Wissenschaftler die verschiedensten Einzelaspekte dieser Theorie experimentell untersucht, wobei im Vordergrund die Untersuchung der Phänomene 'Habituation' und 'Neuartigkeit des Stimulus' sowie die verschiedensten Meßtechniken standen (vgl. u.a.: HOUCK & MEFFERD, 1969; SPINKS & SIDDLE, 1976; DE SWART & DAS-SMAAL, 1976; SIDDLE et al., 1979; MAGLIERO et al., 1981)*). Grosso modo kann in Übereinstimmung mit SCHANDRY, der eine umfangreiche Experimentalstudie zum SOKOLOVschen Paradigma durchgeführt hat, konstatiert werden: "Es liegen also, insgesamt gesehen, keine Befunde vor, die der SOKOLOVschen Theorie widersprechen." (1978, 166).

Auch PRIBRAM und MCGUINNESS kommen in ihrem Resümee zu dem Ergebnis, "that there exists evidence for the organization of a central representation of input, the construction of a (cortical) neuronal model" (1975, 131). Dies ist überhaupt das herausragende Merkmal, welches dieses Modell unter vergleichbaren Modellen zur Erklärung von Aufmerksamkeitsprozessen hervorhebt: die Betonung der aktiven Tätigkeit des Organismus, vor allem in Form der Beteiligung seiner höheren kortikalen Strukturen an der Reizverarbeitung und der damit verbundenen Regulation

---

*) Die Literaturangaben beziehen sich nur auf Experimentalstudien, die als Meßindikator die EDA-Komponente der Orientiereaktion erfaßt haben.

der selektiven Aufmerksamkeit.*)

1.4 Zusammenfassung

Ausgehend von der Zielvorstellung dieser Arbeit, die Theorie und besonders die Methoden der Psychophysiologie für die psycholinguistische Sprachwirkungsforschung nutzbar zu machen, wurden in einem ersten Schritt Gegenstand und Aufgaben dieses Wissenschaftsbereiches vorgestellt. Danach strebt die physiologische Psychologie an, eine umfassende Theorie des menschlichen Organismus und seines Verhaltens unter Einbeziehung der physiologischen , introspektiven und externen Beobachtungsebenen zu entwickeln. Unter einer Fülle von psychophysiologischen Konzepten ist das Aktivierungskonzept für die Sprachwirkungsforschung das interessanteste. Es gestattet, verhaltenstheoretische Begriffe wie die in dieser Arbeit besonders interessierende 'Aufmerksamkeit', die aus psychologischer Sicht den erlebten Intensitäts- und Richtungsaspekt des menschlichen Verhaltens widerspiegelt, objektiver zu erfassen und zu operationalisieren.

Um die theoretische und methodische Herangehensweise der Aktivierungsforschung anschaulich und verständlich darzustellen, wurde ein Überblick über die neuroanatomischen Grundlagen der Aktivierung und über die verwendeten physiologischen Meßindikatoren gegeben. Den theoretischen Überlegungen DUFFYs (1962;

*) Die wesentliche Rolle der neokortikalen Strukturen des Frontalhirns für die Regulierung von Aktivationsprozessen, insbesondere für die Regulation solcher Zustände, die das physiologische Korrelat der selektiven Formen der Aufmerksamkeit darstellen, konnte CHOMSKAJA (1969) mit ihren Experimentalstudien bestätigen. Ihre Ergebnisse weisen darauf hin, daß Läsionen in den frontalen Hirnabschnitten bedeutende Störungen des ganzen für die Regulierung der Aktivierungs- und Aufmerksamkeitsprozesse zuständigen Systems hervorrufen, und zwar vor allem derjenigen Regulationsformen, an denen die Sprache beteiligt ist. Darüberhinaus konnten PLOUFFE und STELMACK (1984) einen altersbedingten Einfluß zerebraler Degeneration auf die Gedächtnisleistung und die elektrodermale Reaktivität in ihrer Funktion als Aufmerksamkeitsindikator experimentell aufzeigen.

1972) folgend wird die Aktivierung als eine gesamtorganismische Erregung angesehen, die den Intensitätsaspekt des menschlichen Verhaltens determiniert und die sich in unterschiedlicher Form und Ausprägung auf die verschiedenen physiologischen Subsysteme auswirken kann. Die Aufmerksamkeit wird innerhalb eines solchen Konzeptes als die Fähigkeit des Nervensystems zu selektiven Aktivitätssteigerungen angesehen. Ausgangspunkt von DUFFYs Theorie ist die Postulierung eines eindimensionalen Aktivierungskontinuums, das sich von schlafähnlichen bis zu Zuständen extremer Erregung erstreckt. Dabei stehen die steigenden Aktivierungsgrade in einer umgekehrt u-förmigen Beziehung zur Leistungseffizienz des Organismus (YERKES-DODSON-Regel). Unter dieser Voraussetzung sollte demnach nur von Aufmerksamkeit, selektiver Aufmerksamkeit oder Aufmerksamkeitssteigerung gesprochen werden, solange diesen Phänomenen Aktivierungsgrade zugrunde liegen, die eine Verbesserung dieser Leistungen bewirken.

Die neuroanatomischen Funktionskreise für die Aktivierungsprozesse werden nach dem heutigen Erkenntnisstand nicht mehr in einem Zentrum - dem Retikulären Aktivierungssystem (RAS) - lokalisiert, sondern durch eine Vielzahl von kortikalen Steuerungs- und Kontrollmechanismen in engem Zusammenwirken mit den subkortikalen Strukturen gebildet.

Für die experimentelle Analyse des spezifischen humanen Sprachverhaltens bieten sich vor allem die Vorstellungen SOKOLOVs an, der mit seiner Theorie des Orientierungsverhaltens und seinem neuronalen Modell der aktiven Informationsverarbeitung eine solide und erklärungskräftige Grundlage für experimentelle Untersuchungen des verbalen Verhaltens bietet. Orientierungsreaktionen - psychologische und physiologische Basis aller Aufmerksamkeitsreaktionen - werden demnach ausgelöst durch Reizvariablen wie Neuartigkeit, Ungewißheit, Konflikt und Komplexität und führen zu einer Erhöhung der organismischen Aktivierung, die sich in den verschiedensten physiologischen Subsystemen durch Messung nachweisen läßt. Veränderungen in diesen Systemen als Folge einer Stimulation werden als Komponenten der Orientierungsreaktionen bezeichnet.

2 DIE ELEKTRODERMALE AKTIVITÄT

2.1 Allgemeine Einführung

2.1.1 Historischer Überblick

Die Messung der Elektrodermalen Aktivität (EDA) ist heute eine der gebräuchlichsten psychophysiologischen Methoden zur Beobachtung von Aktivierung und Orientierung des menschlichen Organismus.

Bereits vor der Jahrhundertwende entdeckte der französische Neurologe Romain VIGOUROUX, ein Schüler Jean Martin CHARCOTs*), bei seinen klinischen Untersuchungen im Bereich der Elektrotherapie und -diagnose das Phänomen der basalen Hautwiderstandsänderungen (1879). VIGOUROUX führte diese nicht auf lokale Veränderungen in der menschlichen Haut zurück, sondern auf Veränderungen in der vasomotorischen Aktivität des Organismus, in der irrigen Annahme, daß nur das Blut die Eigenschaften eines Elektrolyten besäße.

Knapp zehn Jahre später untersuchte ein anderer Schüler CHARCOTs, Charles FÉRÉ, die Erregung des menschlichen Nervensystems in Abhängigkeit von externen Stimuli. Bei der Suche nach meßbaren Indikatoren für die nervöse Exzitation befestigte er auf dem Unterarm seiner Versuchspersonen zwei Elektroden, durch die er einen schwachen Gleichstrom fließen ließ. Er stellte fest, daß nach der emotionalen Stimulierung der Versuchspersonen über verschiedene Sinneskanäle (optisch, akustisch, taktil, olfaktorisch und gustatorisch) ein reflexhafter Abfall des Hautwiderstandes zu beobachten war (FÉRÉ, 1888). FÉRÉ betrachtete dieses Ergebnis lediglich als zusätzliche Bestätigung seiner mechanistisch-reduktionistisch angelegten Arousal-Theorie,

---

*) Er berief 1886 den ersten internationalen Psychologiekongreß in Paris ein und gilt als der führende Neurologe des 19. Jahrhunderts.

richtete aber in seiner weiteren Forschungsarbeit sein Hauptaugenmerk auf die Erfassung muskulärer und vaskulärer Indikatoren nervöser Erregung (vgl. NEUMANN & BLANTON, 1970, 460f.).

Parallel zu den französischen Forschungsarbeiten, jedoch unabhängig von ihnen, befaßte sich im deutschsprachigen Raum L. HERMANN mit den elektrischen Eigenschaften der Haut. Er bezog sich auf Ergebnisse des Schweizer Wissenschaftlers E. DUBOIS-REYMOND, der Hautpotentialänderungen vor allem an Tieren gemessen hatte und diese auf Muskelpotentialänderungen zurückführte. Im Gegensatz dazu stellte HERMANN die Hypothese auf, daß für Hautpotentialänderungen primär sudomotorische Aktivitäten verantwortlich seien. Durch systematische Variation der Ableitstellen der Elektroden entdeckte HERMANN (1881) die zentrale physiologische Grundlage der Elektrodermalen Aktivität: Hautpotentialänderungen sind an schweißaktiven Körperstellen (z.B. Hand- und Fingerinnenfläche) wesentlich stärker ausgeprägt als an schweißinaktiven Hautregionen (z.B. Fingerknöchel und Unterarm).

Die Vereinigung der anatomisch-physiologisch orientieren Forschungsrichtung HERMANNs und der mehr psychologisch ausgerichteten Forschungsarbeit FÉRÉs gelang dem russischen Mediziner und Neurophysiologen Ivan Romanovich TARCHANOFF (1890). Er verband nach der Methode HERMANNs zwei Hautpunkte durch ein Galvanometer, welches eine Potentialdifferenz anzeigte. Bei emotionaler Stimulierung der Versuchspersonen nach Art FÉRÉs veränderte sich das Hautpotential. Den gleichen Effekt beobachtete TARCHANOFF bei Gedächtnistests und anderen mentalen Aufgaben. Die zwei Hauptergebnisse seiner Untersuchung waren:

1. Je größer die Anzahl der Schweißdrüsen, desto stärker ist die Ausprägung der Hautpotentialdifferenz.
2. Das subjektive Erleben einer emotionalen Stimulation ist für Hautpotentialänderungen ein signifikanterer Faktor als die Reizintensität selbst.

Internationale Beachtung fanden die elektrischen Hautphänomene jedoch erst als Folge der Experimentalstudien von VERAGUTH und JUNG. In Unkenntnis der oben beschriebenen Arbeiten führte der Züricher Neurologe Otto VERAGUTH (1907; 1908; 1909) mittels der 'FÉRÉ-Methode' eine Reihe von Untersuchungen durch, in denen er mit Hilfe sensorischer Stimuli negative Emotionen in den Probanden erzeugte und feststellte, daß der Hautwiderstand absank. Er glaubte einen neuen Reflex entdeckt zu haben und bezeichnete ihn als "Psychophysiologisches-galvanisches Reflex-phaenomen", kurz Psychogalvanischer Reflex (PGR) genannt.*) VERAGUTH glaubte, daß seinem experimentellen Vorgehen große Bedeutung für die objektive Erfassung psychologischer, psychiatrischer und neurologischer Probleme zukäme.

Der Tiefenpsychologe Carl Gustav JUNG arbeitete seit 1904 mit Wortassoziationsexperimenten, die er mit Reaktionszeitmessungen verband und bei denen er Veränderungen der verbalen Response bei wiederholter Stimulusdarbietung registrierte. Nachdem er von dem mit ihm befreundeten VERAGUTH über dessen Befunde zum PGR informiert worden war, setzte JUNG diese Methode in seinem Forschungsbereich zur Aufdeckung von Komplex-Indikatoren ein. Seinen Versuchspersonen wurde ein standardisierter Katalog von 100 Reizworten dargeboten, dabei wurden die jeweiligen Psychogalvanischen Reflexe aufgezeichnet. Bei verbalen Reizen, die für bestimmte Probanden komplexbehaftet waren, zeigten sich starke Hautwiderstandsänderungen (JUNG, 1907).

Die Ergebnisse von VERAGUTH und JUNG führten innerhalb verschiedener wissenschaftlicher Disziplinen zu einer euphorischen Überschätzung der Möglichkeiten dieser Meßmethode, da man annahm, einen direkten Zugang zur Beobachtung des psychischen Erlebens des Menschen gefunden zu haben. Diese Einschätzung mußte in den folgenden Jahrzehnten im Zuge weiterführender Grundlagenforschung, vor allem auf den Gebieten der Anatomie, Physiologie , Neurologie sowie insbesondere auch der technologischen Innovationen, relativiert werden.

Zusammenfassende Darstellungen dieser Entwicklungen bieten LANDIS & DEWICK (1929), MCCLEARY (1950), ROTHMAN (1954) und WANG (1957).

*) Der Begriff 'psychisch' im Sinne einer Gebundenheit dieses Reflexes an eine Perzeption der Großhirnrinde ist nicht haltbar, weil auch am decerebrierten Tier und durch motorische Aktivitäten des menschlichen Organismus (Husten, Niesen usw.) der Reflex auslösbar ist (STÜTTGEN, 1965, 137).

2.1.2 Terminologie

Neben dem von VERAGUTH eingeführten Begriff 'Psychogalvanischer Reflex' (PGR) wurde die von GILDEMEISTER (1923, 432ff.) geprägte neutralere Bezeichnung 'Hautgalvanischer Reflex' (HGR) - im englischen Sprachraum 'galvanic skin reflex' (GSR) - zu einem der gebräuchlichsten Termini für die elektrodermalen Phänomene. Das hatte zur Folge, daß für verschiedenste Meßverfahren der gleiche Terminus ohne weitere Differenzierung verwendet wurde. Erste Bemühungen um eine einheitliche Nomenklatur, die die verschiedenen Meßtechniken und Maßeinheiten berücksichtigt, unternahm 1967 ein Komitee der Society of Psychophysiological Research (BROWN, 1967). Diese Vorschläge wurden weiter aktualisiert von VENABLES & MARTIN (1967), LYKKEN & VENABLES (1971), VENABLES & CHRISTIE (1973), SAGBERG (1980) und VENABLES & CHRISTIE (1980). Eine übersichtliche Darstellung zeigt Abbildung 2.1.

	ENDOSOMATISCHE METHODE		EXOSOMATISCHE METHODE		
	Abk.	Meßparameter	Abk.	Meßparameter	Meßtechnik
PHASISCH	SPR	skin potential response	SCR	skin conductance response	Gleichspannung
			SRR	skin resistance response	Gleichstrom
			SYR	skin admittance response	Wechselspannung
			SZR	skin impedance response	Wechselstrom
TONISCH	SPL	skin potential level	SCL	skin conductance level	Gleichspannung
			SRL	skin resistance level	Gleichstrom
			SYL	skin admittance level	Wechselspannung
			SZL	skin impedance level	Wechselstrom

Abb. 2.1: Terminologie der EDA (Standardisierungsvorschlag)

Nach EDELBERG (1972) wird generell von Elektrodermaler Aktivität (EDA) gesprochen, wenn lediglich das Phänomen an sich bezeichnet werden soll; eine erste begriffliche Differenzierung der EDA erfolgt nach phasischen ('electrodermal response' = EDR) und tonischen ('elektrodermal level' = EDL) Veränderungen.

Unter einer phasischen Änderung der EDA ist ein "...short-term change in physiological activity, often following an identifiable stimulus, which can be distinguished against a background ongoing ('tonic') level of activity" zu verstehen (MARTIN & VENABLES, 1980, 681). Der Verlauf einer phasischen Response ist gekennzeichnet durch einen relativ schnellen Anstieg und einen etwas langsameren Abfall zurück zum Ausgangswert ('baseline') der Reaktion. Phasische Reaktionen, die sich nicht mit einem einzelnen, identifizierbaren Stimulus assoziieren lassen, werden als unspezifische bzw. spontane Fluktuationen ('non-specific elektrodermal response' = NS.EDR) bezeichnet. WALSCHBURGER begründet diese Spontanfluktuationen mit der schwer kontrollierbaren Selbststimulation des Organismus, hervorgerufen durch zumeist zentrale Aktivitäten, wie "... plötzliches Einschießen subjektiv bedeutsamer Gedanken oder Vorstellungen" (1976, 236f.).

Im Gegensatz zu den phasischen Maßen verlaufen die tonischen Änderungen wesentlich langsamer und stellen das Grundniveau der EDA dar, auf dem sich die kurzzeitigen Reaktionen aufbauen. In der Literatur werden sie häufig als Indikator für den Aktiviertheitszustand des Organismus interpretiert (FAHRENBERG, 1967; HAIDER, 1969; PRIBRAM et al., 1975; STERN, RAY & DAVIS, 1980; u.a.). So repräsentiert z.B. ein hohes Hautleitfähigkeitsniveau (SCL) einen Zustand der angespannten Wachheit, währenddessen Entspannung oder Schlaf mit einem niedrigen Level verbunden sind. Für den Hautwiderstand (SRL) gilt die reziproke Beziehung.

Von der meßmethodischen Seite her sind grundsätzlich zwei Verfahren zu unterscheiden. Das endosomatische Vorgehen, zurückgehend auf HERMANN und TARCHANOFF (s.o.), arbeitet ohne externe Strom- oder Spannungsquellen und erfaßt Potentialdifferenzen in der Haut, die mit einer differenten und einer indifferenten Elektrode abgegriffen werden. Aus versuchstechnischen Gründen ist diese Methode heute wenig gebräuchlich, da sie bezüglich der Elektrodenbeschaffenheit und des Elektrolyten zu artefaktanfällig ist (HEYDEN, 1979b,92).

Die exosomatische Methode arbeitet demgegenüber mit einer äußeren Strom- oder Spannungsquelle, die es gestattet bei Einsatz von Gleichstrom/-spannung Widerstandswerte (SR) und Leitfähigkeitswerte (SC) oder bei Einsatz von Wechselstrom/-spannung Impedanzwerte (SZ) bzw. Admittanzwerte (SY) zu registrieren. Das letztere Verfahren ist entwickelt worden, um die in einem Gleichstromkreis an den Elektroden auftretenden Polarisationseffekte zu vermeiden (MONTAGU & COLES, 1968). Andererseits betonen VENABLES & CHRISTIE die äußerst geringe Polarisationsneigung der heute am häufigsten eingesetzten Silber-Silber-Chlorid-Elektroden, die solche Meßfehler auf ein Minimum reduzieren (1980, 31). Zudem hat MONTAGU (1964) eine sehr hohe Korrelation (r = .99) zwischen Widerstands- und Impedanzwerten festgestellt, was zweifelhaft erscheinen läßt, ob der Einsatz dieser relativ aufwendigen und noch nicht ausgereiften Meßtechnik innerhalb psychologisch-orientierter Forschungsparadigmen sinnvoll ist.

Eine ausführlichere Diskussion der Wechsel- und Gleichstromtechniken bieten VENABLES & MARTIN (1967) und VENABLES & CHRISTIE (1973). Eine Analyse der Gleichstrommethode, d.h. Widerstands- vs. Leitfähigkeitsmessung, wird unter 2.3.2 vorgenommen.

2.2 Grundlagen der Elektrodermatologie und -physiologie

2.2.1 Die morphologisch-funktionellen Eigenschaften der Haut

Um das Verständnis der elektrodermalen Phänomene zu erleichtern, erscheint es sinnvoll, einen kurzen Überblick der morphologischen und funktionellen Eigenschaften der menschlichen Haut zu geben. Eine erschöpfende Darstellung der Hautanatomie und ihrer Funktionskreise kann im Rahmen dieser Arbeit nicht gegeben werden; hierzu sei verwiesen auf KELLER (1963) und WALLRAFF (1972).

Die menschliche Haut hat im wesentlichen vier Funktionen (Schutzfunktionen gegen äußere Einflüsse, Regulation des Wärmehaushaltes, Sinnesorgan und Stoffwechselfunktionen), deren Erfüllung einen relativ komplexen Aufbau der Haut bedingen (vgl. Abb. 2.2).

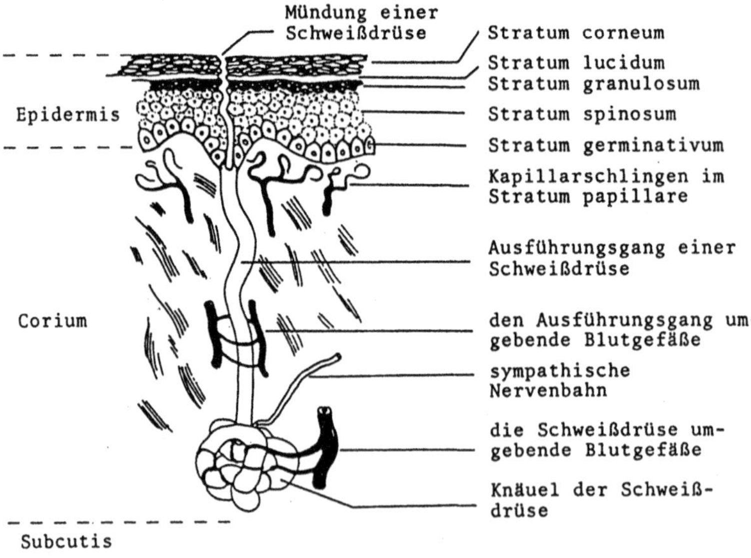

Abb. 2.2: Schnitt durch die palmare Haut mit ekkriner Schweißdrüse (leicht verändert nach: VENABLES & CHRISTIE, 1973, 13)

Histologisch läßt sich die Haut in drei Hauptabschnitte unterteilen: die Epidermis (Oberhaut), das Corium (Lederhaut) und die Subcutis (Unterhautfettgewebe).

Die Epidermis besteht aus gefäßlosen epithelialen Zellschichten ektodermalen Ursprungs, die nach Funktion und morphologischer Beschaffenheit in verschiedene Lagen unterteilt werden. Vom Stratum germinativum (auch: Stratum basale) aus findet die Regeneration durch ständige Vermehrung der Zellen statt (Mitose). Zwischen den Basalzellen liegen kleine, mit interzellulärer Flüssigkeit gefüllte Zwischenräume, die zur Erhaltung der Elastizität der Haut beitragen. Im Stratum spinosum sind die einzelnen Zellen durch Protoplasmabrücken miteinander verbunden. Die Basalschicht und das Stratum spinosum bilden zusammen das Rete malpighi.

Im darüberliegenden Stratum granulosum beginnt die Verhornung (Keratinisierung). Im Protoplasma der Zellen finden sich Keratohyalinkörnchen, die im Stratum lucidum aufgelöst werden. Der Verhornungsprozeß ist beim Übergang zur Hornschicht (Stratum corneum) abgeschlossen. Sie besteht aus abgestorbenen,kernlosen,fest zusammenhängenden Epithelzellen (Pars conjuncta), die nach und nach abgestoßen werden (Pars disjuncta) und ist in den einzelnen Körperregionen verschieden stark ausgebildet.

Die Ernährung und der Stoffwechsel der Epidermis wird von der obersten Schicht des Corium, dem Stratum papillare, übernommen, dessen Papillen zapfenförmig in die Epidermis hineinragen. Darunter liegt das Stratum reticulare, das unter anderem Haarfolikel, Schweißdrüsen, größere Nerven und Gefäße enthält.

Die Subcutis, durch Bindegewebssepten mit dem Corium verbunden, ist eine Fettgewebsschicht, die von Hautnerven und Gefäßen durchzogen wird.

2.2.2 Der Kausalmechanismus der Elektrodermalen Aktivität

Die den elektrodermalen Phänomenen zugrundeliegenden physiologischen Determinanten sind bis zum heutigen Tage noch nicht befriedigend geklärt. Wissenschaftshistorisch lassen sich im wesentlichen drei Erklärungsansätze herausfiltern. Die Muskulär-Theorie (SOMMER, 1902) betrachtete Hautwiderstandsänderungen als Resultat unwillkürlicher Muskelaktivität. Sie wurde durch FRENCH (1944) empirisch widerlegt, der bei simultaner Messung von elektrodermalen Reaktionen und Fingertremor signifikant unterschiedliche Reaktionsverläufe nachwies.

Die auf FÉRÉ zurückgehende Vaskular-Theorie machte vasomotorische Vorgänge für die EDR verantwortlich. Die Falsifikation dieses Ansatzes gelang LADER und MONTAGU (1962). An einem Finger wurden gleichzeitig die Durchblutung (Fingerplethysmographie) und die EDA gemessen. Nach Einführung von Atropin in die Haut durch Iontophorese waren Hautwiderstandsänderungen nicht mehr meßbar; das Fingerplethysmogramm als Indikator für vasomotorische Prozesse blieb unverändert. Wurde Bretylium durch Iontophorese in die Haut gebracht, zeigte sich der umgekehrte Effekt, d.h. die vasomotorischen Änderungen verschwanden und die EDR blieben unbeeinflußt. Diese Ergebnisse zeigen, daß beiden Phänomenen unterschiedliche Steuerungsmechanismen zugrundeliegen. Da das Parasympathikolytikum Atropin nur auf cholinergisch innervierte Strukturen blockierend wirkt - das sind in dieser Körperregion ausschließlich die Schweißdrüsen -, schlossen LADER und MONTAGU auf einen starken Zusammenhang zwischen den elektrodermalen Reaktionen und der Aktivität der Schweißdrüsen.

Genau dieser Sachverhalt bildet die Grundlage für den dritten Erklärungsansatz: die sekretorische Theorie, die bereits von HERMANN und auch von TARCHANOFF gegen Ende des letzten Jahrhunderts vorgeschlagen wurde (s.o.) und die heute in modifizierter Form als gesichert gelten darf.

Nach SCHIEFFERDECKER (1917, 1922) werden nach Sekretionsmodus und Drüsenform zwei Arten von Schweißdrüsen unterschieden: die größeren apokrinen Schweißdrüsen (Glandulae sudoriferae majores) und die kleineren ekkrinen Schweißdrüsen (Glandulae sudoriferae minores).

Apokrine Schweißdrüsen, auch Duftdrüsen genannt, sind von geringer Relevanz für elektrodermale Untersuchungen. Sie stehen nicht unter nervöser Kontrolle, sondern werden durch im Blutkreislauf zirkulierendes Adrenalin zur Sekretion angeregt und finden sich an spezifischen Körperstellen, wie z.B. in den Achselhöhlen und am Schamhügel.

Ekkrine Schweißdrüsen sind dagegen in unterschiedlicher Dichte über die gesamte Körperoberfläche verteilt. Die Anzahl pro cm^2 schwankt zwischen 100 - 200 an Rumpf und Extremitäten und mindestens 2000 an den Handinnenflächen (palmar) und den Fußsohlen (plantar). Die primäre Aufgabe der ekkrinen Schweißdrüsen besteht in der Regulation des Wärmehaushaltes. Eine besondere Rolle spielen jedoch die palmaren und plantaren Schweißdrüsen, die erst ab einer Umgebungstemperatur von mindestens 30° C ihre thermoregulatorische Funktion aufnehmen. DARROW (1933) nahm an, daß das palmare und plantare ekkrine Schwitzen in der Phylogenese ursprünglich dazu diente, das Greifverhalten zu unterstützen. VENABLES und CHRISTIE kommen in der Weiterentwicklung dieses Ansatzes zu dem Schluß:

"palmar eccrine sweating as an accompaniment of a motor response may form the basis for secretion as a response to what have been called psychic stimuli but what are possibly best described as orienting or signal stimuli." (1980, 22).

Diese besonders leichte Ansprechbarkeit der Schweißdrüsen an Handinnenfläche und Fußsohle auf emotionale Stimulierung bildet das physiologische Fundament der elektrodermalen Aktivierungsmessung.

Ekkrine Schweißdrüsen werden ausschließlich sympathisch innerviert, jedoch ist der postganglionäre Überträgerstoff nicht der sympathische Transmitter Noradrenalin, sondern die Reizübertragung erfolgt cholinergisch durch Azetylcholin, das eine Permeabilitätssteigerung der Schweißdrüsenmembranen bewirkt.*)

---

*) Es ist wichtig, an dieser Stelle darauf hinzuweisen, daß einige Experimentatoren den Fehler begehen, von den Ergebnissen einer EDA-Messung auf alle anderen psychophysiologischen Aktivitäten zu schließen.Generalisierungen dieses Parameters verbieten sich, besonders, weil dieser im breiten Spektrum psychophysiologischer Meßindikatoren eine Ausnahme (EDA - cholinergische Innervation!) darstellt.

Nachgewiesen wurde dieser Mechanismus einerseits durch CHALMERS und KEELE (1952), die intradermal Azetylcholin injizierten, wodurch eine sekretorische Aktivität der Schweißdrüsen ausgelöst wurde, und andererseits durch LADER und MONTAGU (1962), sowie LADER (1970), die durch Einführung von anticholinergischen Wirkstoffen die Schweißdrüsenaktivität inhibierten. *)

Die herausragende Bedeutung der Schweißdrüsenaktivität für die hautelektrischen Erscheinungen wird auch durch die Befunde von RICHTER (1927) gestützt, der durch Sympathektomie die EDR zum Verschwinden brachte, und ebenfalls durch WAGNER (1952), der den gleichen Effekt bei Personen nachwies, die angeborenerweise keine Schweißdrüsen besitzen.

Zur Erforschung der biologischen Grundlagen dieser Aktivität sind eine Fülle von Arbeiten in verschiedensten Wissenschaftsbereichen geleistet worden. Trotzdem kann das Gesamtergebnis nicht befriedigen. Sicher ist nur, daß die organismischen Prozesse sehr komplex sind und durch eine Vielzahl von Faktoren bedingt werden, die in unterschiedlichem Grad und wechselseitigem Zusammenspiel wirken und arbeiten. An dieser Stelle sollen nur die für das EDL und die EDR relevanten, als weitgehend gesichert geltenden Funktionskreise vereinfacht dargestellt werden.

Feuchte Haut leitet elektrische Ströme besser als trockene, d.h. der Hautwiderstand ist geringer. Diese Erfahrung kann von jedem bestätigt werden, der eine Spannungsquelle unglücklicherweise mit nassen Händen berührt hat. Der Feuchtigkeitsgehalt der Oberhaut wird in ihrem oberen Teil, dem Stratum corneum, primär durch die Schweißdrüsensekretion und in ihrem unteren Teil, dem Rete malpighi, durch das kapillare Netzwerk im Stratum papillare reguliert.

Die sekretorische Tätigkeit der Schweißdrüsen wird durch den Neurotransmitter Azetylcholin auf sympathischem Wege als Reaktion des ANS auf extrinsische oder intrinsische Stimulation ausgelöst. Das Azetylcholin veranlaßt die Membranen der Schweißdrüsenzellen, ihre Permeabilität für Ionen zu ändern. Eine

---

*) Eine lineare und signifikante Korrelation zwischen der Stärke der sympathischen Nervenimpulse am Schweißdrüsenknäuel und der Höhe der Amplitude der EDR wiesen LIDBERG und WALLIN (1981) nach.

Permeabilitätsänderung bewirkt, daß im Schweißdrüsenknäuel Na^+-Ionen durch die Membranen in die Drüsenzellen eindringen. Zwecks Ladungsausgleich folgen den Na^+-Ionen Cl^--Ionen sowie Wasser zum Ausgleich des nun bestehenden Konzentrationsgefälles. Eine kurzfristige Änderung der Membranenpermeabilität als Folge einer kurzfristigen Innervation bildet das physiologische Substrat für die elektrodermalen Reaktionen (EDR).

Durch fortgesetzte Erregung werden die Drüsen zu weiterer Sekretproduktion angehalten, und die NaCl-Lösung steigt allmählich durch den Ausführungsgang nach oben. Der Transport des Schweißes im Ausführungskanal wird unterstützt durch die ihn spiralförmig umgebenden myoepithelialen Zellen, die rhythmisch kontrahieren (12 - 21 Hz) und wahrscheinlich adrenergisch sympathisch innerviert sind (GOODALL, 1970). Mit der Schweißproduktion geht jedoch nicht unbedingt eine Schweißabsonderung auf der Hautoberfläche einher, da der Schweißdrüsengang Na^+ und Wasser reabsorbiert. Es werden zwei aktive Reabsorptionssysteme angenommen (vgl. FOWLES & VENABLES, 1970; FOWLES, 1974), ein dermales (im Corium) und ein epidermales System. Gefestigt wird diese Annahme durch den empirischen Befund, daß der Schweiß in Bezug auf das Protoplasma der Umgebung (in den Wänden des Ausführungsganges) distal hypotonisch und proximal hypertonisch ist. Zudem steigt mit zunehmender Produktion des Schweißsekretes dessen Konzentration an der Hautoberfläche an, da die Kapazität der Reabsorptionssysteme wie auch die Aufnahmefähigkeit des Hautgewebes begrenzt ist..

Von besonderer Bedeutung für die Feuchtigkeitsaufnahme des Gewebes ist das Stratum corneum. Es besitzt hygroskopische Eigenschaften, d.h. es ist feuchtigkeits- und elektrolytanziehend und kann bis zu 70% seines Eigengewichtes an Wasser aufnehmen. Das Stratum corneum ist also als Wasser- und Elektrolytspeicher anzusehen, dessen Füllungsgrad von einer Vielzahl von Faktoren bestimmt wird:

- Intensität und Dauer der sudomotorischen Aktivität,
- Anzahl der daran beteiligten Schweißdrüsen,
- Stärke der Reabsorptionstätigkeit, mitbeeinflußt durch die Größe des hydrostatischen Drucks im Duktus, der eine Funktion der Sekretionsmenge und der Tätigkeit der myoepithelialen Spiralkette ist,

- Elektrolytkonzentration des Schweißes.

Selbstverständlich addieren sich diese Faktoren nicht einfach, sondern stehen in einem interdependenten Verhältnis zueinander.

Für die Elektrodermale Aktivität bedeutet dies, daß z.B. der relativ langsame Anstieg des Leitfähigkeitslevels (SCL) determiniert ist durch die allmählich stärker werdende Durchfeuchtung des Stratum corneum. Für den relativ langsamen Abfall des SCL ist das Stratum lucidum mitverantwortlich, das nur palmar und plantar deutlich ausgeprägt vorhanden ist und aufgrund seiner geringen Permeabilität verhindert, daß das Stratum corneum die gespeicherte Elektrolytlösung schnell abgibt. Es übt somit eine Barrierenfunktion aus (REIN, 1929, 58). Von geringerer Bedeutung für das EDL sind das Stratum granulosum, das Rete malpighi, der Grad der Durchblutung des Coriums und das Unterhautfettgewebe. Eine Zusammenschau der an der Ausprägung des EDL beteiligten Mechanismen findet sich bei VENABLES und CHRISTIE (1973).

2.2.3 Die Haut als elektrisches Modell

Um die elektrischen Eigenschaften der Haut in einem Gleichstromkreis transparent zu machen, wurden von Elektrophysiologen verschiedene Modellschaltbilder entwickelt. Zwei dieser Schaltbilder sollen hier exemplarisch vorgestellt werden. Allen Modellen ist gemeinsam, daß sie die wesentlichen anatomisch-physiologischen Faktoren berücksichtigen, sie aber unterschiedlich differenzieren und gewichten.

Bei dem Hautwiderstand handelt es sich nicht um einen echten Ohmschen Widerstand, sondern um "ein System von Leitern zweiter Klasse und Nichtleitern" (REIN, 1929, 44). Es sollte also Klarheit darüber bestehen, "daß es sich in Wirklichkeit nicht primär um reelle Widerstände, sondern vor allem um Ionenströme und Polarisationseffekte im Sinne von Diffusions- und Doppelschichtkapazitäten an organischen Membranen handelt" (WALSCHBURGER, 1976, 238), aber die Haut "at low currents ... does, in fact, behave as though it were a true ohmic resistance" (VENABLES & CHRISTIE, 1973, 38). Aus den oben angeführten Gründen wird in der Fachliteratur, dies gilt insbesondere für den deutschsprachigen Raum, auch von dem 'Scheinwiderstand' der Haut gesprochen.

Abbildung 2.3 zeigt ein einfaches Modell der elektrischen Eigenschaften der Haut, das von MONTAGU und COLES (1966) entwickelt worden ist. Der Widerstand R_g bezeichnet den Meßgerätewiderstand, R_p repräsentiert den Widerstand des Stratum corneums und R_s symbolisiert einen dreiteiligen Widerstand, bestehend aus dem unteren Teil der Epidermis, dem Corium und dem Körperinneren. Die Widerstände r_1 - r_n entsprechen den einzelnen Schweißdrüsen und sind ein- bzw. ausgeschaltet, abhängig von der Aktivität respektive Inaktivität der jeweiligen Schweißdrüse. Sind alle Schweißdrüsen inaktiv (z.B. durch Atropinisierung), ist weiterhin in Abhängigkeit von dem Widerstand R_p eine gewisse Leitfähigkeit der Haut meßbar. Um diesen empirischen Befund wiederzugeben ist R_p in der Modellschaltung den Widerständen r_1 - r_n parallelgeschaltet.

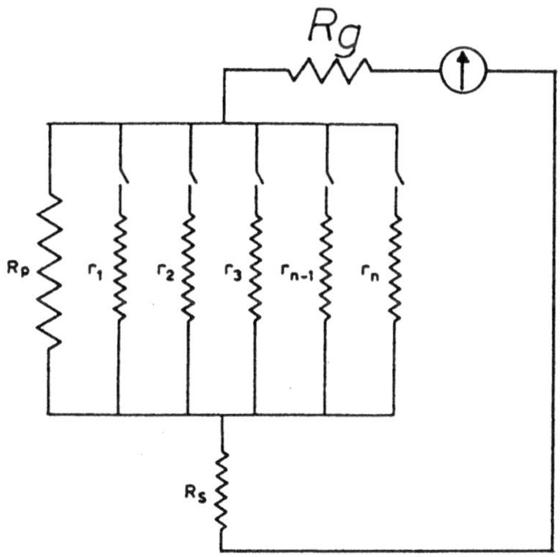

Abb. 2.3: Modell der elektrischen Eigenschaften der Haut (leicht verändert nach: MONTAGU & COLES, 1966, 262)

Das Schaltbild spiegelt vor allem die experimentellen Befunde von THOMAS und KORR (1957) wider, die einen linearen Zusammenhang zwischen der Größe der Leitfähigkeit *) und der Anzahl der aktiven Schweißdrüsen konstatierten (vgl. auch: Abbildung 2.7). Das obige Modell ist in der Lage, die Abhängigkeit des SCL von der Schweißdrüsenaktivität zu erklären, es berücksichtigt aber nicht das komplexe Zusammenwirken der verschiedenartigen o.g. physiologischen Funktionskreise und muß mithin als eine einfache Darstellung und eine dem heutigen Erkenntnisstand nicht mehr voll genügende Interpretation angesehen werden.

Don C. FOWLES stellte 1974 ein wesentlich differenzierteres Modell vor, das nicht wie der MONTAGU-COLESsche Entwurf auf einem 'Alles-oder-Nichts-Prinzip' der sudomotorischen Aktivität beruht, sondern das durch die Einführung grundsätzlich regelbarer Widerstandskomponenten die Simulierung der biologisch-physiologischen Prozesse angemessener schematisiert. Der Widerstand R_g in der Abbildung 2.4 symbolisiert den Widerstand der Meßapparatur. Der einzige nicht-regelbare Widerstand R6 steht für die epidermale Barrierenschicht, das Stratum lucidum. Der regelbare Widerstand R5 repräsentiert das Stratum corneum und ist mit R_p in Abbildung 2.3 vergleichbar. R5 variiert mit der Änderung der Hydration der Hornschicht.

Im Gegensatz zu MONTAGU und COLES, die in ihrem Schaltbild eine endliche Anzahl von Schweißdrüsen berücksichtigen, konzentriert sich FOWLES auf nur eine Schweißdrüse, vergleichbar mit r_1, an der er vier Funktionskreise unterscheidet. Zum einen differenziert FOWLES den Schweißdrüsenausführungsgang in einen epidermalen, R1 und R3, und einen dermalen Teil (Corium), R2 und R4. Zum anderen unterteilt er die Resistoreigenschaft des Duktus hinsichtlich der jeweiligen Höhe des Drüsensekrets im

---

*) Die Leitfähigkeit C eines Leiters mit dem Widerstand R errechnet sich nach der Formel C = 1/R; da sich in einem Stromkreis mit parallelgeschalteten Widerständen der Gesamtwiderstand nach der Formel $1/R_{ges} = 1/R_1 + 1/R_2 + \ldots + 1/R_{n-1} + 1/R_n$ berechnet, setzt sich der Gesamtleitwert aus der Summe der Einzelleitwerte zusammen, d.h. je mehr Schweißdrüsen aktiv sind, desto größer ist der Hautleitwert ($C_{ges} = C_1 + C_2 + \ldots + C_{n-1} + C_n$).

Gang (R1 und R2) und hinsichtlich der beiden Reabsorptionsmechanismen, epidermal (R3) und dermal (R4).

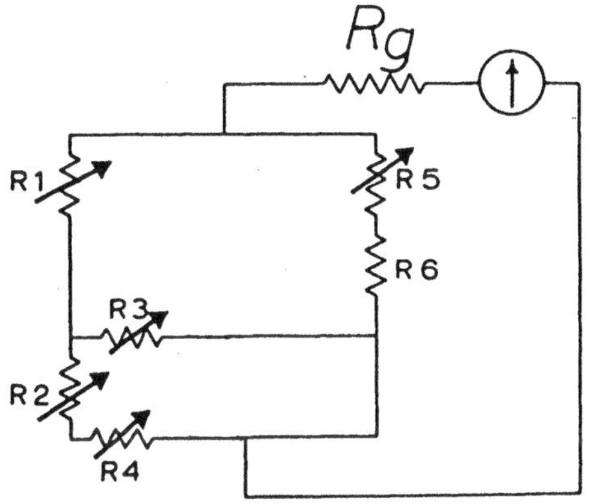

Abb. 2.4: Elektrisches Modell einer Schweißdrüse (leicht verändert nach: FOWLES, 1974, 265)

Wird die sudomotorische Aktivität durch Stimulation lediglich gering angeregt, sinkt der Widerstand R2 und möglicherweise auch R1, abhängig von der Höhe der Schweißsäule im Duktus vor der Stimulation. Als Folge erhöhter NaCl-Konzentration verändern die Membranen der Duktuswand ihre Permeabilität für Ionen und führen somit zu einem Abfall von R4 und ggf. auch von R3, in Abhängigkeit von den oben genannten Gründen. Nach FOWLES bilden die Widerstände R1 - R4 ein Funktionsmodell für die phasischen elektrodermalen Änderungen. Der Kurvenverlauf der Reaktionen wird bestimmt durch die Anzahl der beteiligten Widerstände und die Stärke ihrer Veränderung. Tonische Veränderungen werden in diesem Modell durch die Veränderbarkeit des Widerstandes R5 erklärt.

Der weitergehende Erklärungsvorschlag von VENABLES und CHRISTIE (1973, 45f.), die Einstellung der Widerstände R3 und R4 würde zusätzlich durch die Tätigkeit der myoepithelialen Spiralkette mitbestimmt, läßt sich in das FOWLESsche Modell mühelos integrieren. Keine Berücksichtigung findet in dem Modell die Funktion der präsekretorischen Aktivität der Zellmembranen im Schweißdrüsenknäuel, die von verschiedenen Autoren als Ursache für die EDR betont wird (WILCOTT, 1962; VENABLES & CHRISTIE, 1973; HEYDEN, 1979b; u.a.).

Zusammenfassend läßt sich sagen, daß Elektrodermatologen ein komplexes Netz von zusammenwirkenden Faktoren für elektrodermale Phänomene verantwortlich machen und Elektrophysiologen darum bemüht sind, dieses Wissen mit mehr oder minder großem Erfolg zu operationalisieren. Die Gewichtung der Faktoren und die Art und Weise ihrer Interaktion bedarf noch weiterer Erforschung unter Zuhilfenahme von standardisierten Meßmethoden und einer adäquaten statistischen Herangehensweise.

Für die anwendungsorientierte Forschung ist diese Problematik nicht von zentraler Bedeutung. Für die Formulierung einer Arbeitshypothese ist es vielmehr ausreichend, unisono mit WALSCHBURGER,

"die phasischen und tonischen 'Widerstands'-Phänomene als einen Prozeß [anzusehen], der in engem Zusammenhang mit der Aktivität der Schweißdrüsen und mit Permeabilitätsänderungen einer selektiv durchlässigen Membran steht. Das periphere dermale System wird dabei vor allem dann auf sympathische Nervenimpulse ansprechen, wenn es sich in einer günstigen Reaktionslage befindet" (1976, 240).

2.3 Die Grundlagen der Meßmethodik

2.3.1 Applikationsstellen und das Elektroden-Elektrolyt-Teilsystem

Wie bereits ausgeführt sollten Messungen der Elektrodermalen Aktivität vor allem an Handinnenflächen und Fußsohlen vorgenommen werden, die besonders reichhaltig mit ekkrinen Schweißdrüsen ausgestattet sind. Generell wird in der Forschung die palmare Ableitung bevorzugt, da diese Ableitestellen leichter zugänglich sind. Eigene Untersuchungen haben zudem gezeigt, daß bei plantarer Ableitung die Latenzzeit siginifikant länger und die Amplitude signifikant kleiner ist.

Von BULL und GALE sind 1975 vergleichende Untersuchungen hinsichtlich der Lateralitätsunterschiede bei palmaren Messungen durchgeführt worden, die unterschiedliche Reaktionsverläufe unabhängig von der jeweiligen Händigkeit der Vp nachwiesen.*) Trotzdem ist die Wahl der nicht-dominanten Hand aufgrund der Intaktheit der Hautoberfläche gegenüber der dominanten Hand vorzuziehen.

Es werden grundsätzlich zwei verschiedene Applikationsstellen an der Handinnenfläche unterschieden. Im angloamerikanischen Raum wird die Elektrodenapplikation an der medialen Phalanx des Zeige- und des Mittelfingers vorgenommen; eine andere Methode ist die Plazierung der Elektroden am Daumenballen (thenar) und am proximalen Drittel des Kleinfingerballens (hypothenar). Letztere wird von WALSCHBURGER (1976, 249) befürwortet, da sie einen besseren Sitz und eine druck- und bewegungsartefaktfreiere Anbringung gewährleistet.

Darüberhinaus erlaubt diese Methode die Verwendung von größeren Elektroden, womit eine mögliche Fehlervariable, nämlich das Übertreten des Elektrolyten bei Erwärmung über die vorgegebene Elektrodenfläche, weitgehend minimiert wird. Tritt beispielsweise der Elektrolyt um einen Millimeter im Umkreis über den Rand der Elektrode hinaus, so verfälscht das die Orginalmeßwerte bei einem Elektrodendurchmesser von 0,4 cm (Elektrodenfläche = 0,13 cm^2) um das 2,25-fache und bei einem Durchmesser von einem Zentimeter (Elektrodenfläche = 0,79 cm^2) nur um das 1,13-fache (VENABLES & CHRISTIE, 1980, 33). Eine Elektrodengröße von ungefähr 0,5 cm^2 wird von MITCHELL und VENABLES empfohlen, die ferner darauf hinweisen, daß zwischen der Größe der Elektroden und den Meßwerten keine monotonische Beziehung besteht und deshalb darauf verzichtet werden sollte eine, Umrechnung der Ergebnisse pro cm^2 vorzunehmen. Es sollten immer die gemessenen Werte zusammen mit der verwendeten Elektrodengröße und -art angegeben werden (1980, 411).

Die Berücksichtigung der Elektrodenart bei der Messung der Elektrodermalen Aktivität ist von besonderer Bedeutung, da re-

---

*) Es wurden Differenzen bis zu 20% festgestellt, deren Ursache nicht erklärt werden konnte. Auch die naheliegende Vermutung, daß Lateralitätsunterschiede auf hemisphärenspezifische Aktivierungen zurückzuführen seien, konnte experimentell nicht verifiziert werden (FEDORA & SCHOPFLOCHER, 1984).

lativ komplexe Artefakte bereits innerhalb des Elektroden-Elektrolyt-Teilsystems entstehen können. Bei Verwendung von Elektroden in einem Gleichstromkreis treten bei längerfristigen Untersuchungen Polarisationseffekte an den Elektrodengrenzflächen auf, die die eigentlichen Meßwerte verfälschen können (GRINGS, 1964, 279f.). Der Aufbau von Polarisationspotentialen ist ursächlich vor allem auf das Fehlerpotential*) der Elektroden und auf die Stärke des sie durchfließenden Stromes zurückzuführen. Untersuchungen (MILLER, 1968; WALSCHBURGER, 1976, 247; FOWLES et al., 1981, 233) haben ergeben, daß Silber-Silber-Chlorid-Elektroden (Ag-AgCl) die besten Annäherungswerte erreichen. Für industriell gefertigte Ag-AgCl-Elektroden ergeben sich für das Fehlerpotential Werte von weniger als 250 µV und für das Polarisationspotential von nicht mehr als 5 µV (VENABLES & CHRISTIE, 1980, 32). Sie werden deshalb als 'unpolarisierbar' bezeichnet.

Der Elektrolyt fungiert als Mediator zwischen Haut und Elektroden und sollte deshalb mit beiden Systemen kompatibel sein. Die Elektrodencreme muß folgenden drei Anforderungen genügen:

"(1) It must be of high enough viscosity to remain in place during application and subsequent use.
(2) Its composition must be consistent with the electrochemical requirements of the electrode system.
(3) It must be compatible with the biological system, producing minimum change in base level or response amplitude as a consequence of continuing exposure." (EDELBERG, 1967, 10).

Eine Creme oder ein Gel mit einer 0.05 molaren NaCl-Elektrolytlösung (das entspricht 2,925 g NaCl auf einen Liter destilliertes Wasser) genügt diesen Ansprüchen.

Insbesondere bedarf (3) näherer Erläuterung, da die hier im Handel erhältlichen Elektrodenpasten für elektrodermale Messungen wegen ihrer hohen Na-Cl-Konzentrationen nicht geeignet sind. EDELBERG weist darauf hin, daß die Hautschweißkonzentration zwischen 0.015 und 0.06 M schwankt, und daß die Verwendung hypertonischer Elektrodengels**), wie sie in der EEG- und EKG-

---

*) Im Englischen treffender als 'bias-potential' bezeichnet; der Begriff beinhaltet das den Elektroden inhärente Potential, welches durch die Reinheit der verwendeten Materialien und die Güte der Herstellungsverfahren gering gehalten wird.

**) Eine gesättigte NaCl-Lösung vergrößert die gemessenen

Messung gebraucht werden, zu einer Verfälschung der EDA-Meßwerte führen.*) Nach seinen Untersuchungen mit verschieden hoch konzentrierten Elektrolyten ist eine Molarität von 0.05 am angemessensten (EDELBERG 1967, 10f.; vgl. auch: GREY & SMITH, 1984).

2.3.2 Widerstands- vs. Leitfähigkeitsmessung

Wie bereits in 2.1.2 besprochen, könen bei der exosomatischen Herangehensweise die elektrodermalen Phänomene mit Hilfe von Wechselstrom- bzw. Gleichstromkreisen erfaßt werden. Die häufiger verwendete Gleichstromtechnik arbeitet nach zwei verschiedenen Prinzipien, die als Konstant-Strom- und als Konstant-Spannungs-Methode bezeichnet werden.

Bei beiden Methoden wird die Haut als Ohmscher Widerstand betrachtet, für den gilt R = U/I oder entsprechend C = I/U. Wird mit dem Konstant-Strom-Prinzip gemessen, d.h. die Stromstärke I wird konstant gehalten, so sind die meßbaren Spannungsänderungen direkt proportional zu den Widerstandsänderungen in diesem Stromkreis. Wird dagegen mit dem Konstant-Spannungs-Prinzip gearbeitet und die angelegte Spannung U konstant gehalten, so reflektieren Veränderungen des Stromflusses durch den Widerstand R direkt die Änderungen des Kehrwertes des Widerstandes (1/R), also die Leitfähigkeitsänderungen C.

SCL-Werte im Vergleich zu einer 0,15 molaren Lösung ('physiological saline') um das Dreifache (VENABLES & CHRISTIE,1980,19).

*) Der drastische Unterschied in der Bedeutung des Elektrolyten für die Messung der EDA und anderer elektrophysiologischer Messungen zeigt sich in einer Untersuchung von LEWES (1965), der für EKG- und EEG-Messungen die Brauchbarkeit von französischem Senf, Zahnpasta und Mayonnaise als Elektrolyten nachgewiesen hat.

2.3.2.1 Die Konstant-Strom-Messung

Abbildung 2.5 zeigt ein vereinfachtes Schaltbild dieser Meßart. Der Gesamtwiderstand R_g in diesem Stromkreis wird aus zwei Widerständen in Serie gebildet, von denen der Apparatewiderstand R_A sehr viel größer ist als der somatische Widerstand R_s. Im wesentlichen bestimmt also R_A die Stromstärke I in diesem Schaltkreis, die lediglich durch den variablen Widerstand R_s minimal verändert werden kann.

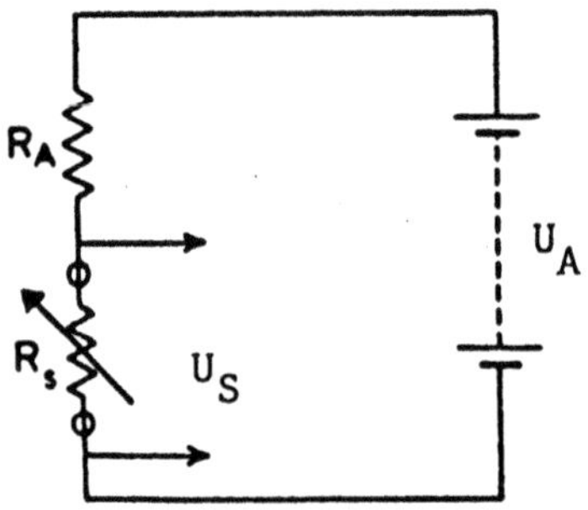

Abb. 2.5: Schaltbild der I_k-Messung (leicht verändert nach: VENABLES & CHRISTIE, 198o, 38)

Ein Zahlenbeispiel soll dies verdeutlichen:
Gegeben sei R_A = 10 MΩ und U_A = 100 V. Ist der somatische Widerstand R_s sehr klein, z.B. 10 kΩ, dann fließt in diesem Stromkreis ein Strom von I = 9,99 µA. Ist hingegen R_s mit einem Wert von R_s = 250 kΩ sehr hoch, dann fließt ein Strom von I = 9,75 µA. Das Beispiel zeigt, daß trotz extremer Schwankungen des Hautwiderstandes aufgrund des vergleichsweise noch viel höheren externen Widerstandes R_A die Stromstärke nur minimal variiert wird. Es kann also bei dieser Meßtechnik von einem quasi-konstanten Meßstrom ausgegangen werden, dessen Fehlermarge von ± 1,25% um einen gedachten Mittelwert äußerst gering ausfällt.

Der konstante Meßstrom I fließt über die Elektroden (bipolare

Messung*) durch den zu messenden Hautwiderstand R_s, an dem die Signalspannung U_S abgegriffen wird. Änderungen dieser Signalspannung spiegeln Hautwiderstandsänderungen direkt proportional wider. So bewirkt eine Widerstandsänderung von einem Ohm bei einem Meßstrom von 10 µA eine Signalspannungsänderung von 10 µV.

2.3.2.2 Die Konstant-Spannungs-Messung

Dieses Verfahren arbeitet wie auch das Konstant-Strom-Prinzip mit zwei seriellen Widerständen, deren Größenverhältnis aber genau umgekehrt ausgelegt ist (vgl. Abb. 2.6).

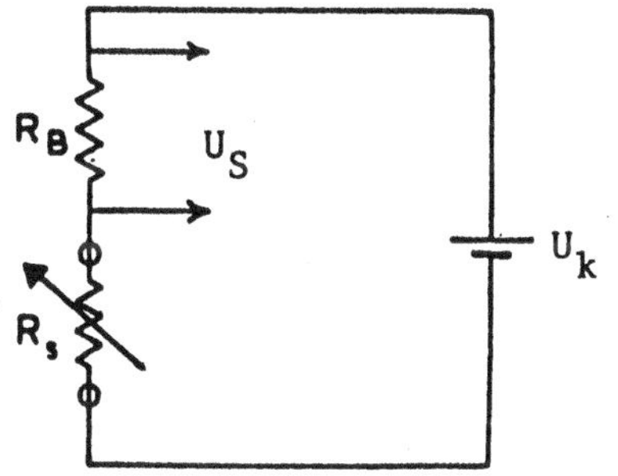

Abb. 2.6: Schaltbild der U_k-Messung (leicht verändert nach: VENABLES & CHRISTIE, 198o, 38)

Der somatische Widerstand R_s ist hier sehr viel größer als der Apparatewiderstand R_B, d.h. die Stromstärke I wird in diesem Stromkreis primär durch die Größe des Hautwiderstandes R_s bestimmt.

---

*) Der Begriff 'bipolare Messung' beinhaltet eine Elektrodenapplikation an zwei elektrodermal-aktiven Hautarealen. Diese Messungsart minimiert evtl. auftretende Fehler durch Hautpotentialbildungen. Die gemessenen Veränderungen sind doppelt so groß wie bei einer unipolaren Messung, die über eine aktive Elektrode und eine inaktive Referenzelektrode durchgeführt wird.

Wird beispielsweise eine konstante Spannung von $U_k = 0{,}5$ V angelegt, und besitzt der Gerätewiderstand R_B die Größe von 100Ω , dann variiert die Meßspannung U_M zwischen 0,495 V und 0,4998 V am Widerstand R_s, der Werte zwischen 10 kΩ und 250 kΩ annehmen kann. Da die Variabilität der Meßspannung am veränderlichen somatischen Widerstand R_s durch die Meßanordnung sehr klein gehalten wird (Fehler: ± 0,5%), kann von einer quasi-konstanten Meßspannung U_M ausgegangen werden.

Diese quasi-konstante Meßspannung U_M liegt über zwei Elektroden an der Hand an. Zwischen den beiden Elektroden kann bei dieser vorgegebenen Spannung U_M nur soviel Strom fließen, wie es die Haut als Widerstand zuläßt. Nach dem Ohmschen Gesetz ändert sich somit die Stromstärke I in einem umgekehrten Verhältnis zum Widerstand R_s, d.h. die Stromstärke I steht in direkt proportionalem Verhältnis zum Kehrwert des Widerstandes R_s - das ist die Leitfähigkeit C der Haut. Eine Änderung der Hautleitfähigkeit um ein Siemens*) bei einer Meßspannung U_M von 0,5 V resultiert in einer Stromstärkenänderung von 0,5 A. Die von der jeweiligen Hautleitfähigkeit abhängigen Stromstärken werden am externen Signalwiderstand R_B in Form von Signalspannungsänderungen U_S gemessen, verstärkt und den jeweiligen Aufzeichnungsgeräten zugeführt. Zusammenfassend läßt sich konstatieren, daß zwei grundsätzlich verschiedene Gleichstromtechniken zur Erfassung der elektrischen Eigenschaften der Haut und ihren Veränderungen zur Verfügung stehen, von denen die Konstant-Strom-Methode Widerstandswerte der Haut mißt, und das Konstant-Spannungs-Verfahren Leitfähigkeitswerte der Haut ermittelt.

---

*) Siemens (S) ist die Maßeinheit für die Leitfähigkeit C ('conductance'). Im angloamerikanischen Raum findet sich auch vielfach die Bezeichnung 'mho'; es gilt: S = mho = 1/Ω.

2.3.2.3 Vergleichende Analyse der beiden Meßverfahren

In den letzten Jahren hat sich in der experimentellen Forschung die Konstant-Spannungs-Methode (U_k-Methode) gegenüber der Konstant-Strom-Methode (I_k-Methode) durchgesetzt. Diese Entwicklung ist auf technologische, biologische und auswertungstechnische Gründe zurückzuführen.

Eine der Ursachen für diesen Trend liegt in der Verbesserung der Verstärkertechnologie, die es heute ermöglicht, auch die bei der U_k-Methode anfallenden äußerst geringen Signalspannungen (im Bereich von ca. 0,2 - 5 mV) mit hoher Linearität und annähernd verzerrungsfrei zu verstärken.

Ein weiterer wichtiger Grund ist in dem unterschiedlichen Einwirken beider Techniken auf den organischen Widerstand zu sehen. Bei der I_k-Messung ist die durch die Elektrodenflächen determinierte Stromdichte pro Hautareal konstant. Erhöht sich der Hautwiderstand infolge Desaktivierung, so vermindert sich die Anzahl von aktiven Schweißdrüsen, und der konstante Meßstrom verteilt sich auf weniger Leitwege. Pro Leitpfad ergibt sich somit eine Erhöhung des Stromdurchflusses, was zu einer Veränderung der Widerstandseigenschaften des Gewebes (Ungültigkeit des Ohmschen Gesetzes) und ggf. zu einer Schädigung desselben führen kann. Den beschriebenen Sachverhalt konnte EDELBERG (1967, 19) experimentell bestätigen:

"... subjects with very low resistance could tolerate much higher current densities, e.g. 75 µamp/cm^2 in the linear range. At very high resistances such as may be encountered in sleep, the subject could tolerate perhaps as little as 4 µamp/cm^2 before their curves became nonlinear."

Solche negativen Auswirkungen sind bei dem Einsatz der U_k-Methode nicht gegeben. Hier liegt unabhängig von der Anzahl der aktiven Schweißdrüsen an jedem Leitweg die gleiche konstante Spannung an, so daß jeder dieser Leitpfade nur soviel Strom führen kann, wie es sein Gewebe zuläßt.

Um also eine Strom-Spannungs-Linearität im Sinne des Ohmschen Gesetzes einigermaßen zu gewährleisten, wird im allgemeinen bei der I_k-Messung mit einem Meßstrom von ca. 8 µA/cm^2 gearbeitet. Eine größere Sicherheit bezüglich der Linearität wird durch die U_k-Methode erreicht, deren konstanter Meßspannungswert nach den Untersuchungen von EDELBERG (1967, 19) 0,5 V nicht überschreiten sollte. Wird dieser Grenzwert der angelegten Spannung jedoch überschritten, kann nicht mehr von einer Strom-Spannungs-Linearität ausgegangen werden, d.h. die Haut fungiert dann als ein spannungsabhängiger Widerstand. WILCOTT und HAMMOND kamen bei einem direkten Vergleich der beiden Meßtechniken zu dem Ergebnis, daß sich bei Anwachsen des Hautwiderstandes die Diskrepanz zwischen den I_k- und U_k-Meßwerten stetig vergrößert, wobei die letztere Methode die solideren Ergebnisse erbrachte (1965, 41).

Einschränkend muß gesagt werden, daß der Konstant-Strom-Fehler vernachlässigbar ist, wenn sich das Erregungsniveau einer Versuchsperson nicht in extremen Bereichen,etwa Schlaf oder Hyperaktiviertheit, bewegt; somit sind SCL- und SRL-Messungen, die in üblichen Versuchssituationen durchgeführt worden sind, durchaus vergleichbar. Zu einem ähnlichen Befund kamen in jüngerer Zeit BOUCSEIN und HOFFMANN (1979) und BOUCSEIN et al. (1984), die die phasischen Hautwiderstandsänderungen mittels I_k- und U_k-Methode erfaßten und miteinander verglichen. Es konnten keine signifikanten Unterschiede zwischen SRR- und SCR-Werten beobachtet werden, solange sich die Stimulusintensität nicht in Extrembereichen bewegt.

Wenn also davon ausgegangen werden kann, daß beide Meßtechniken alternativ verwendbar sind, solange die jeweiligen Versuchssituationen und die daran teilnehmenden Versuchspersonen nicht zu extrem ausgelegt sind, dann bleibt immer noch die Frage, welches Verfahren die biologisch sinnvolleren Daten liefert.

Ausgehend von den plausiblen Annahmen, daß die Schweißdrüsen als parallelgeschaltete Widerstände bzw. Leitwege agieren und die Elektrodermale Aktivität hoch mit der Anzahl der aktiven Schweißdrüsen korreliert, muß der Hautleitfähigkeitsmessung eindeutig Vorrang eingeräumt werden. Die direkte Linearität zwischen Leitfähigkeit und Anzahl der aktiven Schweißdrüsen und die nicht-lineare Beziehung zwischen Widerstand und Schweißdrüsenzahl zeigt anschaulich die Abbildung 2.7.

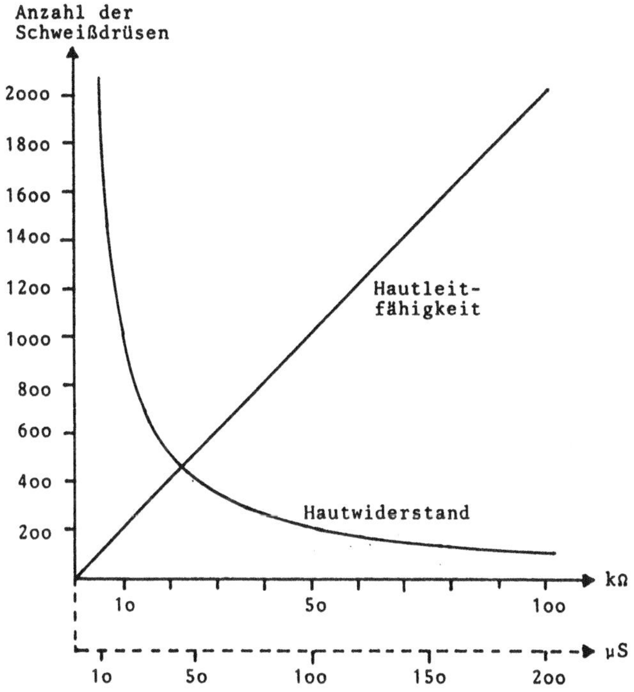

Abb. 2.7: Beziehungen zwischen der Schweißdrüsenanzahl und der Größe der Hautleitfähigkeit bzw. des Hautwiderstandes

Die obige Darstellung basiert auf theoretischen Datenwerten, die für einen Idealfall errechnet wurden. Als Berechnungsgrundlage dienten folgende Annahmen: 1. jede Schweißdrüse besitzt den gleichen Widerstandswert, 2. der Widerstand beträgt 10 MΩ[*)], 3. der Widerstand der Epidermis ist vernachlässigbar.

Eine zusätzliche Unterstützung erfährt die These von der biologischen Angemessenheit der Verwendung von Leitfähigkeitswerten durch ein Experiment von LADER (1970). Er nahm Hautwiderstandsmessungen an zwei Fingern einer Hand simultan vor. Bei der einen Messung wurde die Schweißdrüsenaktivität durch Atropin-Iontophorese blockiert; die andere Messung diente zur Kontrolle. Da das Parasympathikolytikum Atropin seine inhibitori-

*) THOMAS und KOHR (1957) geben für die einzelne Schweißdrüse Widerstandswerte zwischen 3 und 20 MΩ an.

sche Wirkung erst allmählich entfaltet , war zu erwarten, daß die EDA dementsprechend gleichförmig abnimmt.

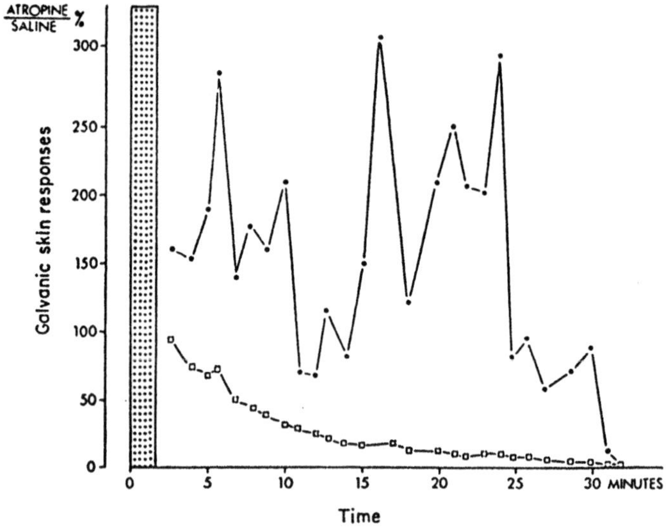

Abb. 2.8: Inhibitorische Wirkung von Atropin auf die EDR (LADER, 197o, 11o)

Abbildung 2.8 zeigt die Reaktionsverläufe innerhalb der ersten 4o Minuten nach Einführung von Atropin für Widerstands- und Leitfähigkeitswerte. Die obere Kurve zeigt die gemessenen SRR-Werte in Relation (%) zu den simultan erfaßten Kontrollwerten. Die untere Kurve zeigt die aus den SRR-Werten errechneten SCR-Werte, ebenfalls in Relation zu den entsprechenden Kontrollwerten. Es läßt sich unschwer erkennen, daß nur der Verlauf der Leitfähigkeitswerte die allmähliche Einstellung der sudomotorischen Aktivität adäquat widerspiegelt.

Zusammenfassend: Die U_k-Meßtechnik berücksichtigt stärker die spezifischen Eigenschaften des organischen Widerstandes 'Haut' und ermittelt die biologisch sinnvoller zu interpretierenden Daten. Dies sind vornehmlich auch die zentralen Gründe, warum in der Vergangenheit häufig gemessene Widerstandswerte in Leitfähigkeitswerte transformiert wurden. Der damit verbundene Rechenaufwand ist heute überflüssig geworden, da durch die fortgeschrittene Verstärkertechnologie Konduktanzwerte direkt gemessen werden können.

2.4 Die Auswertung des elektrodermalen Meßsignals

Die heute verwendeten Meßgeräte geben dem Experimentator die Möglichkeit sowohl die phasischen (SCR) als auch die tonischen (SCL) Maße simultan zu erfassen und darzustellen. Die bei der Hautleitfähigkeitsmessung am Signalwiderstand abgegriffene Signalspannung (vgl. 2.3.2.2) wird zwei verschiedenen Meßverstärkern zugeführt. Die Ausgangsspannung des Signalwiderstandes wird für die SCL-Messung durch einen DC-gekoppelten Verstärker (Gleichstrom = 'direct current') geleitet und muß nur gering verstärkt werden, da die Niveauwerte zwischen 2 und 100 $\mu S/cm^2$ schwanken (häufigste Werte zwischen 5 - 20 $\mu S/cm^2$). Für die SCR-Messung wird die Signalspannung in einen AC-gekoppelten Verstärker (Wechselstrom = 'alternate current') geführt, der zwischen den Verstärkerstufen Widerstand- Kondensator-Glieder (RC-Glieder) enthält, die die Eigenschaft besitzen, langsame Spannungsänderungen (SCL) nicht passieren zu lassen. Das Ausmaß der Unterdrückung langsamer Spannungsänderungen wird durch die Größe der Zeitkonstante - meist 10 sec. - angegeben. Da das sich relativ schnell ändernde SCR-Signal im Gegensatz zum SCL nur kleinere Werte annimmt (0,01 - 5 $\mu S/cm^2$), muß eine dementsprechend höhere Verstärkung des Signals erfolgen (Zahlenwerte nach VENABLES & CHRISTIE, 1973, 8).

2.4.1 Kennwertebildung der Hautleitfähigkeitsmessung und ihre Interpretierbarkeit

Während das tonisch verlaufende SCL eher als Maß für den Aktiviertheitszustand des Organismus interpretiert wird, ist die phasisch verlaufende SCR-Komponente der Elektrodermalen Aktivität besonders für solche Forschungsarbeiten relevant, deren Gegenstand die Untersuchung physiologischer Reaktionen des Organismus auf spezifische, kurzfristige Stimulierungen ist.

Abbildung 2.9 zeigt schematisch einen typischen Reaktionsverlauf auf einen vorgegebenen Stimulus.

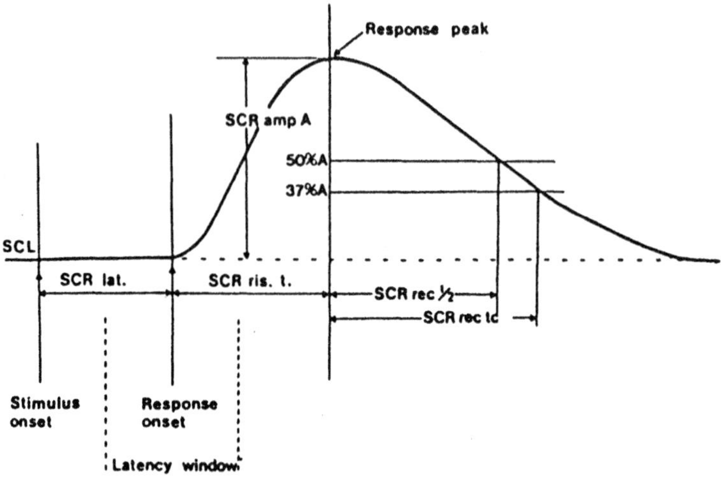

Abb. 2.9: Schematische Darstellung eines typischen Reaktionsverlaufes (VENABLES & CHRISTIE, 198o, 9)

Grundsätzlich wird zwischen Höhen- und Zeitmaßen unterschieden. Das Höhenmaß, d.h. die SCR-Amplitude (SCR amp), wird bestimmt durch die Differenz zwischen 'response peak' und 'response onset'*).

Für den Fall, daß zwei oder mehrere Reaktionen unmittelbar aufeinander aufbauen, berechnen sich die jeweiligen Amplituden als Differenz zwischen den relativen Minima im Kurvenverlauf und dem darauf folgenden Maximalwert nach einem Verfahren, das EDELBERG vor fast zwei Jahrzehnten entwickelt hat (1967, 46). In Abbildung 2.10 ist ein komplexer Reaktionsverlauf dargestellt, der aus vier Einzelreaktionen besteht, die als solche in die Gesamtauswertung Eingang finden müssen.

Soll in einer Untersuchung die Reaktionsstärke der Versuchspersonen über das mittlere Höhenmaß miteinander verglichen werden, so sind zwei Vorgehensweisen zu unterscheiden. Eine Methode berücksichtigt bei der Bestimmung der Mittelwerte nur die tatsächlich aufgetretenen Reizantworten, eine andere, ebenfalls verbreitete Methode, berechnet die Durchschnittswerte, indem

---

*) Der 'response onset' besitzt den Leitfähigkeitswert des SCL vor Einsetzen der Reaktion und ist in Abb. 2.9 als imaginäre 'baseline' (unterbrochene Linie) fortgeführt worden.

sie ausbleibenden Reaktionen auf dargebotene Stimuli den Amplitudenwert 'Null' zuordnet und sie somit in die Berechnung einbezieht. Das Ergebnis des ersteren Verfahrens wird als Amplitudenmittel, das des letzteren als Magnitudenmittel bezeichnet.

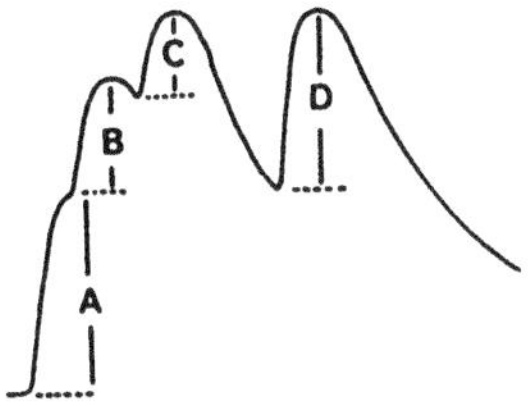

Abb. 2.1o: Schematische Darstellung der Amplitudenberechnung bei einer mehrphasigen SCR (EDELBERG, 1967, 46)

Bei den zeitabhängigen Maßen können mindestens vier verschiedene Typen differenziert werden:

1. Die Latenzzeit (SCR lat) umfaßt den Zeitraum zwischen Stimulus-Onset und Response-Onset.
2. Die Anstiegszeit der Reaktion ('rise time' = SCR ris. t) umfaßt die Dauer vom Response-Onset bis zum Response-Maximum.
3. Die 'recovery half-time' (SCR rec. t/2) berechnet sich aus der Zeit, die vergeht bis die Reaktionsamplitude von ihrem Maximalwert auf die Hälfte abgesunken ist.
4. Die EDELBERG-Recovery-Zeit (SCR rec. tc) berücksichtigt den Einfluß der Zeitkonstante und entspricht der Abstiegszeit der SCR auf 37% der Maximalamplitude.

Die oben vorgestellten Parameter finden vor allem in Versuchsdesigns Verwendung, in denen Reaktionen auf identifizierbare, isolierte Stimuli beobachtet werden sollen, so bei der Präsentation von Wortlisten. In Versuchsanordnungen hingegen, deren Stimulusmaterial nicht aus Einzelreizen, sondern aus einer sich kontinuierlich verändernden bzw. wechselnden Reizfolge gebildet wird - darunter können Darbietungen von Texten, Musik oder Filmen verstanden werden -, findet häufig ein weiteres Auswertungskriterium Anwendung: die Auftretenshäufigkeit der SCRs pro Zeiteinheit. Die Frequenz dieser nicht-spezifischen SCRs (NS.SCR) wird von vielen Forschern als Indikator für die zentralnervöse Aktivierung angesehen, deren Beobachtung besonders bei der Verarbeitung von komplexem Stimulusmaterial oder bei mentalen Problemlösungs-Aufgaben von Interesse ist (vgl. hierzu: EDELBERG, 1967, 44f.; BERNSTEIN, 1973; WALSCHBURGER, 1976, 273 u. 289; STERN et al., 1980, 49f.; u.a.).

So vertritt BERNSTEIN die Ansicht, daß das kortikale Arousal bei zentralnervöser Aktivierung durch autonome Funktionskreise unterstützt wird, die somit bei fortlaufender externer Stimulation zu der Beibehaltung des jeweiligen Aufmerksamkeitslevels des Organismus beitragen. Weiter führt er aus:

"An increased frequency of nonspecific electrodermal fluctuations may help serve such a function. A heightening of tonic SCL around which there are frequent fluctuations may be more effective than a simple heightening of SCL without such incremental nudges in maintaining perceptual-motor efficiency." (1973, 152).*)

Diese Zusammenhänge wurden von ROHRACHER bereits 1953 in allgemeiner Form festgehalten. ROHRACHER nahm im Nervensystem physiologische Mechanismen an, die eine Erregbarkeitssteigerung in bestimmten Bereichen der Hirnrinde bewirken. In unseren experimentellen Untersuchungen im zweiten Teil dieses Buches, die den Einfluß sprachlicher und nicht-sprachlicher Variablen auf den Aufmerksamkeitsgrad und die Behaltensleistung bei der Textrezeption zum Inhalt hatten, konnte dieser Sachverhalt bestätigt werden.

Ein weiteres Problem, das sich in diesem Zusammenhang stellt, ist die Frage, inwieweit Höhen- und Zeitmaße der SCR verschiedene Aspekte interner Prozesse widerspiegeln. Bereits eine der frühesten Affektlehren (WUNDT, 1902, 284ff.) postuliert eine Unabhängigkeit der Stärke psychischen Erlebens von seiner Dauer. Ein starkes psychisches Erleben muß demnach nicht notwendig auch

---

*) MARTIN und RUST (1976) verweisen auf zahlreiche Befunde, die einen Zusammenhang zwischen der Frequenz der NS.SCR und der Höhe der SCL aufzeigen. Auch WALSCHBURGER (1976) vertritt die Ansicht, daß beide Parameter als eigenständige Indikatoren für den Grad der Aktiviertheit interpretiert werden können.

lange andauern, ebenso das schwache nicht kurz, sondern es muß daneben auch kurzfristig starkes und längerfristig schwaches Erleben möglich sein.

SCHÖNPFLUG (1966) hat ausgehend von dieser Fragestellung versucht, Korrelationen zwischen Höhen- und Zeitmaßen der EDR zu bestimmen. Aus dieser Untersuchung geht hervor, daß die Verlaufseigenschaften der elektrodermalen Reaktionen kein kongruentes Abbild des psychischen Erlebens darstellen. Eine solche, dem psychophysischen Parallelismus nahestehende Annahme wäre eine Übersimplifizierung des Gegenstandes der Psychophysiologie. Vielmehr beeinflußt die Stärke und die Dauer des psychischen Erlebens sowohl die Zeit- als auch die Höhenkennwerte in unterschiedlicher Weise, je nach Art und Quantität der perzipierten Reize und des jeweiligen Aktiviertheitszustandes des Organismus.

Nach der vergleichenden Analyse der verschiedenen SCR-Meßparameter, hat sich jedoch das Amplitudenmaß als besonders trennscharfer Indikator herauskristallisiert:

"[O]hne Rücksicht auf die Art der Reizung und den verwendeten Versuchsplan zeigt sie (SCR amp, Anm. d. Verf.) Unterschiede in der Stärke der Reizung und in Verbindung damit wohl in der Stärke des Affekts an, auch zwischen Bedingungen verschieden langer Reizung differenziert sie insgesamt recht sicher." (SCHÖNPFLUG, 1966, 17).

Zu einem ähnlichen Ergebnis kamen TURPIN und SIDDLE (1979, 588), die eine starke positive Korrelation zwischen SCR-Magnituden und Stimulusintensitäten konstatierten.

Unter den Zeitmaßen nimmt die Latenzzeit eine gewisse Ausnahmestellung ein, da sie strenggenommen nicht eine Komponente der Reaktion an sich ist, sondern die Verbindung zwischen Reiz und Reaktion herstellt. Ihre Dauer erstreckt sich über einen Bereich von ein bis drei Sekunden; EDELBERG (1967, 44) gibt lediglich eine Spanne von 1,5 - 2 Sekunden an. Wie auch die anderen SCR-Parameter ist die Variabilität der Latenzzeit stark von den endogenen und exogenen Reizfeldern abhängig. In einer Untersuchung über die Einflüsse psychologischer Faktoren auf die Latenzzeit stellte SURWILLO (1967) für verschiedene Aufmerksamkeits-Bedingungen signifikant unterschiedliche Latenzen fest. Nach EDELBERG (1967, 44) ist die Latenzzeit aus drei unterschiedlich großen Komponenten zusammengesetzt:

1. 10 - 20% der Gesamtzeit entfällt auf die langsame Leitungsgeschwindigkeit der sympathischen Nervenbahnen.
2. 25 - 50% der Latenz werden durch die Auslösungs- und Diffusionszeit des Azetylcholins zwischen Nervenendigung und Effektor abgedeckt.
3. Ca. 50% der Gesamtzeit beansprucht die zentralnervöse Verzögerung.

Generell hat die Art des externen Stimulus wesentlichen Einfluß auf die Ausprägung der Latenz. Unter der Voraussetzung, daß die ersten beiden Komponenten intraindividuell als relativ konstante Faktoren angesehen werden können, wird ein symbolischer Stimulus im Vergleich zu einem nicht-symbolischen Reiz eine größere Latenzzeit bedingen, aufgrund seiner höheren kortikalen Verarbeitungsebene und der damit verbundenen längeren zentralnervösen Verzögerung.

2.4.2 Probleme der intra- und interindividuellen Variabilität

2.4.2.1 Statistische Korrekturverfahren

Die Planung, Auswertung und Interpretation psychophysiologischer Experimente sind unzulänglich, solange man sich nicht in ausreichendem Maße mit den Problemen der intra- und interindividuellen Unterschiede beschäftigt hat. Diese beiden Variabilitäten sind bei allen physiologischen Systemen, die für die Messung von Aktivierungszuständen in Frage kommen, relativ markant. Sicherlich ist der Hinweis banal, daß das momentane Aktivierungsniveau eines Individuums sehr starken Schwankungen unterworfen ist, je nachdem ob es sich in einem eher schläfrigen Zustand befindet oder in einem Zustand angespannter Wachheit.

Eine ähnliche Schwankungsbreite findet sich auch im interindividuellen Vergleich. Die Menschen unterscheiden sich nicht nur hinsichtlich ihres äußeren Erscheinungsbildes wie Körperbau und Verhalten, sondern auch bezüglich ihrer psychophysiologischen Merkmale. So differenziert die Aktivierungsforschung zwischen individualspezifischen Reaktionsmustern, die durch Messung biometrischer Parameter (EEG, EKG, EDA etc.) für jede einzelne Versuchsperson erstellt werden können. Ein solches psychophysisches Reaktivitätsprofil ist unabhängig von der Stimulusart intraindividuell relativ konstant, von Individuum zu Individuum dagegen kann es stark differieren. Eine Person kann auf einen bestimmten Reiz mit ihrer EDA hyperreaktiv und mit ihrer Atemfrequenz hyporeaktiv reagieren, wogegen sich bei einer anderen Person ein gegenteiliges Bild ergeben kann (FAHRENBERG, 1969, 98f.; MYRTEK, 1980, 21ff.; u.a.).

Die Variabilität der erhobenen Meßdaten wird neben den beiden oben genannten Faktoren noch durch eine dritte wesentliche Komponente mitbestimmt, die mit dem Begriff 'motivationale Einstellung der Versuchsperson' bezeichnet werden könnte. Dieser Faktor kann durch Art und Dauer des Versuchs beeinflußt werden.

Bei der Anwendung psychophysiologischer Methoden muß der Einfluß dieser drei Faktoren in Abhängigkeit von dem verwendeten Experimentaldesign unterschiedlich gewichtet werden. Sowohl bei intra- und interindividuellen Vergleichen wie bei Vergleichen von Gruppenmittelwerten sind sie solange als Teil des experimentellen Fehlers anzusehen, wie sie nicht selbst als unabhängige Faktoren einer systematischen Variation durch den Versuchsleiter unterzogen werden.

Die im Rahmen dieser Arbeit interessierenden Gruppenmittelwertvergleiche könnten nahelegen, die drei genannten Störfaktoren als tolerable 'Varianz zwischen den Personen' einzukalkulieren und somit die von den meisten parametrischen Verfahren*) geforderte Normalitätsannahme als gegeben vorauszusetzen, wie es scheinbar in der psychologischen Forschung Usus geworden ist. Vor dieser fahrlässigen Vorgehensweise muß gewarnt werden. Ergebnisse eines führenden Vertreters der Forschungsgruppe Psychophysiologie am Psychologischen Institut der Universität Freiburg zeigen sehr eindrucksvoll, "daß Abweichungen von der Normalverteilung auf 1%-Niveau sehr häufig auftreten." (MYRTEK, 1980, 114). Deshalb ist es von großer Wichtigkeit, daß

---

*) Da praktisch alle physiologischen Meßwerte Intervallskalen- bzw. Verhältnisskalenniveau besitzen, kann durchgängig mit parametrischen Analyseverfahren gearbeitet werden.

die gewonnenen Daten hinsichtlich ihrer Normalverteilung mit den einschlägigen statistischen Testverfahren geprüft werden.

Sollte sich herausstellen, daß die Rohwerte nicht normalverteilt sind, bietet sich bei schwächeren Abweichungen u.a. 'Winsorisierung' (WINER, 1971, 51ff.) an, bei stärkeren Abweichungen sollte die MCCALLsche Flächentransformation angewendet werden, die allerdings wegen ihrer nicht-linearen Transformationen erhebliche Verzerrungen der ursprünglichen Daten bewirken kann (CAMPBELL, 1971, 230).

Eng mit dem Problem der Normalverteilung der Daten ist die Frage nach der Varianzhomogenität der Stichproben verbunden. Daß deren Prüfung ein obligatorischer Bestandteil jeglicher statistischer Analyse ist, bedarf keiner weiteren Betonung. Liegt Varianzheterogenität vor, welches bei psychophysiologischen Meßdaten nicht unbedingt eine Ausnahme darstellt, bietet sich das LYKKENsche Korrekturverfahren an. Es zielt darauf ab, vor allem die interindividuellen Schwankungen auszugleichen, indem die jeweiligen Reaktionen SCR_x zur individuellen Maximalreaktion SCR_{max} in Beziehung gesetzt werden und die so ermittelten relativen Meßwerte $\phi\, SCR_x$ bei jeder Versuchsperson lediglich in einem Range zwischen 0 und 1 liegen. Die Korrekturformel lautet: $\phi SCR_x = SCR_x / SCR_{max}$ (LYKKEN & VENABLES, 1971; LYKKEN, 1972 und 1975). Diese Formel wird von vielen Forschern als brauchbar angesehen, problematisch ist jedoch die Ermittlung der jeweiligen spezifischen Maximalreaktion. Andere gängige Korrekturverfahren finden sich bei WINER (1971, 397 ff.).

Grundsätzlich sollte bei den Analyseverfahren, sowohl aus physiologischen als auch statistischen Erwägungen heraus, soweit wie möglich mit nicht-transformierten, unkorrigierten Rohdaten gearbeitet werden. Läßt sich jedoch eine Transformation nicht vermeiden, da die Ursprungswerte den beiden Voraussetzungen der Normalverteilung und der Varianzhomogenität nicht oder nur teilweise genügen, kann auf eine zusätzliche Methode zurückgegriffen werden, die die Rohdaten hinsichtlich der beiden Prämissen ausreichend korrigiert und trotzdem deren Relationen zueinander nur unwesentlich verändert (vgl. HAGGARD, 1949 u. VENABLES & CHRISTIE, 1980, 10ff.). Diese Vorgehensweise, die auf einer Logarithmustransformation der Reaktionswerte basiert (z.B. 'log conductance change'), wird nicht von allen Psychophysiologen akzeptiert (vgl. EDELBERG, 1972). Den konträren Standpunkten liegt das Bemühen um eine grundsätzliche Entscheidung zugrunde, ob biometrische Daten generell transformiert werden müssen oder nicht. Wegen der noch mangelhaften Kenntnis der zentralnervösen und der somatisch-peripheren Prozesse erscheint es verfrüht, eine solche Grundsatzentscheidung treffen zu wollen; vielmehr muß sich der Experimentator mit Fall-zu-Fall-Unterscheidungen begnügen, da er sich sonst in Gefahr begibt, einen systematischen Fehler in seine Meßwertdaten einzubringen.

2.4.2.2 Das Ausgangswertgesetz

Ein weiterer Erklärungsansatz der intra- und interindividuellen Variabilität, der durchaus gesonderte Erwähnung verdient, geht von der Annahme eines möglichen biologischen Zusammenhanges zwischen tonisch verlaufenden Niveau- und phasisch verlaufenden Reaktionswerten aus.

Die Trennung des zu registrierenden Biosignals (EDA, Fingerplethysmographie usw.) in tonische und phasische Anteile durch den externen Beobachter ist primär methodisch bedingt. Durch eine getrennte Auswertung und Interpretation der somit 'künstlich' erzeugten biometrischen Daten wird ihnen ein quasi-autonomer Status zugebilligt. Auf solchen Überlegungen aufbauend versuchen Verfechter des 'Ausgangswertgesetzes' biologisch sinnvolle Beziehungen zwischen den Reaktionswerten unter Berücksichtigung der jeweiligen tonischen Ausgangswerte wiederherzustellen. Auf eine prägnante Formel gebracht besteht der Zusammenhang zwischen Niveau- und Reaktionswerten darin: je höher der Aktiviertheitsgrad des Organismus vor einer Stimulierung ist,desto kleiner ist die darauf folgende Reaktion - und vice versa.

Von WILDER wurde 1931 die Beziehung als 'Ausgangswertgesetz' (AWG) - 'law of initial value' (LIV) - postuliert:

"Je stärker die Erregung der vegetativen Nerven, der Tätigkeitsgrad des vegetativen Organes, desto geringer ist ceteris paribus ihre Erregbarkeit für fördernde, desto stärker ihre Ansprechbarkeit für hemmende Reize. Erreicht der Erregungs-, der Aktionszustand im Moment vor der Reizung gewisse höhere Grade, so wird die Reaktion - wahrscheinlich infolge Bestehens antagonistischer Systeme - paradox." (1931, 1890).

Um die Gültigkeit dieses Postulats sind in den letzten 50 Jahren immer wieder äußerst heftig geführte Diskussionen entbrannt, die bislang zu keinem fruchtbaren Ergebnis führten.*) So konnte bis heute nicht einmal geklärt werden, ob es sich bei WILDERs Gesetz um ein auf homöostatischen Prinzipien basierenden, tatsächlichen biologischen Grundmechanismus handelt oder ob diesem Phänomen ein statistisches Artefakt zugrundeliegt. Eine Besprechung der umfangreichen und in ihren Befunden teilweise widersprüchlichen Literatur zu diesem Thema ist hier nicht vorgesehen, kurz soll lediglich auf Korrekturverfahren, die die Ausgangswertabhängigkeit der Reaktionsgrößen beseitigen sollen, eingegangen werden.

Die Methoden der prozentualen Verrechnung, bzw. der Standardwert-Differenzen sind nach FAHRENBERG (1969, 107f.) und MYRTEK (1980, 120) kaum zu empfehlen. Die am weitesten verbreitete und von den meisten Forschern, die das AWG als gültig ansehen, akzeptierte Korrekturmethode ist LACEYs 'autonomic lability score' (ALS). Der ALS ist als standardisierte Abweichung des individuell erreichten Ausgangswertes (SCL) vom erwarteten Ausgangswert definiert. Dabei wird letzterer regressionsstatistisch als mittlerer Ausgangswert jener Versuchspersonen bestimmt, die denselben Ausgangswert haben, wie die betreffende Person (LACEY, 1956; LACEY & LACEY, 1962). FAHRENBERG (1969) weist darauf hin, daß durch diese kovarianzanalytische Vorgehensweise das Ausgangswertproplem nur umgangen und nicht gelöst wird, da die diesem Korrekturverfahren notwendig zugrundeliegende Voraussetzung eines echten biologischen AWG lediglich eine Annahme

---

*) Der in diesem Zusammenhang oft diskutierte Boden- bzw. Dekken-Effekt('ceiling effect') ist von dem eigentlichen AWG getrennt zu sehen. Während dieser Effekt auf physikalische Grenzen der organismischen Systeme zurückzuführen ist, d.h. für die EDA, daß die Erregungssteigerung durch die endliche Anzahl der Schweißdrüsen limitiert ist, spielen sich die durch das AWG determinierten Vorgänge innerhalb dieser natürlichen Grenzen ab, ohne diese zu tangieren. Ein Ceiling-Effekt dürfte bei Experimenten mit sprachlichen Stimuli kaum zu erwarten sein, da damit verbundene Erregungssteigerungen in einem mittleren Bereich der Aktiviertheit einzuordnen sind.

ist, deren Gültigkeit noch auf eine empirische Verifikation wartet.

Eine umfangreiche Prüfung zur Ausgangswertabhängigkeit zahlreicher Variablen für verschiedene Stimuli haben MYRTEK et al. (1977) vorgenommen. Die Hauptergebnisse zeigen, daß ein echtes AWG im Sinne WILDERs eher eine Ausnahme als die Regel darstellt. Intraindividuell konnte es nur in 8,3% und interindividuell in 19.6% der Fälle nachgewiesen werden. Betrachtet man dieses Resultat hinsichtlich der generellen Anwendung des ALS-Verfahrens auf erhobene Stichproben, dann muß konstatiert werden, daß intraindividuell in 91,7% und interindividuell in 80,4% der Fälle die Versuchsdaten systematisch verfälscht worden wären.

Die Annahme eines AWG und eine damit verbundene Korrektur der Reaktionsgrößen erscheint in höchstem Maße fragwürdig, zumal BULL und GALE (1974) die Gültigkeit eines AWG für Leitfähigkeitswerte experimentell widerlegt haben. Letztlich muß es jedem Untersucher selbst überlassen bleiben, ob er seinen gewonnenen Daten das AWG zugrundelegt oder nicht.

2.5 Zusammenfassung

Ausgehend von der über hundertjährigen Beschäftigung mit dem Phänomen der Elektrodermalen Aktivität wurde der Versuch unternommen, unter Einbeziehung verschiedener, aus jüngerer Zeit stammender Standardisierungsvorschläge eine Terminologieübersicht zu erstellen (vgl. Abb. 2.1).

Um das Verständnis der elektrodermalen Phänomene zu erleichtern, wurden die anatomisch-physiologischen Grundlagen der Haut besprochen und, darauf aufbauend, der Wirkmechanismus der EDA mit besonderem Bezug auf die sekretorische Aktivität der Schweißdrüsen als zentralem Faktor diskutiert. Dabei sind für phasische Änderungen die präsekretorischen Aktivitäten im Schweißdrüsenknäuel und für tonische Veränderungen die Schweißdrüsenzahl sowie Intensität und Dauer der sudomotorischen Aktivität verantwortlich.

Mit Verbindung des eher makroskopisch ausgelegten MONTAGU-COLESchen und des mikroskopisch arbeitenden FOWLESschen Schaltbildes wurde versucht, die elektrischen Funktionskreise der Haut modellhaft zu skizzieren. Anschließend wurden meßmethodische Grundlagen erörtert. Für das Elektroden-Elektrolyt-Teilsystem in einem Gleichstromkreis wurden folgende Vorschläge gemacht:

- bipolare Ableitung palmar an der nicht-dominanten Hand,
- Applikation von nicht-polarisierbaren Ag/AgCl-Elektroden,
- Verwendung eines hypotonischen NaCl-Elektrolyten.

Die Entscheidung über die adäquate Meßtechnik wurde zugunsten des Konstant-Spannungs-Prinzips (Leitfähigkeitsmessung) getroffen, weil es die spezifischen Eigenschaften des organischen Widerstandes 'Haut' am besten berücksichtigt und die biologisch sinnvoller zu interpretierenden Daten ermittelt (vgl. Abb. 2.7).

Für die Auswertung des EDA-Signals wurden vor allem die SCR-abhängigen Parameter untersucht. Zur Beurteilung der Reaktionen eines Individuums auf kurzfristige Stimulationen scheint das Amplitudenmaß die geeignetste Meßgröße zu sein, da es sowohl die Unterschiede in der Stärke der Reizung als auch deren Dauer am trennschärfsten differenziert. Die Auftretenshäufigkeit der nicht-spezifischen SCR pro Zeiteinheit bietet sich hingegen bei kontinuierlicher Stimulation als Indikator für den Grad der Aktiviertheit an.

Besondere Betonung wurde auf die statistische Auswertung gelegt. Es wird empfohlen, die Rohwert-Datensätze unbedingt auf die Normalität ihrer Verteilungen und deren Varianzhomogenität zu überprüfen, bevor sie irgendwelchen Transformationen oder Korrekturen unterzogen werden. Sind Transformationen unvermeidlich, sollte das 'log conductance change'-Verfahren benutzt werden, da es die Relation der Rohdaten zueinander am wenigsten beeinflußt.

Die Annahme eines Ausgangswertgesetzes scheint für Leitfähigkeitswerte nicht angebracht.

3 PSYCHOPHYSIOLOGISCHE UNTERSUCHUNGEN DES SPRACHLICHEN VERHALTENS

3.1 Vorbemerkungen

Im Anschluß an die Methodendiskussion soll in diesem Kapitel der Einsatz psychophysiologischer Beobachtungsmethoden in sprachpsychologisch ausgerichteten Experimentalstudien dargestellt werden. Bei der Auswahl der Arbeiten war maßgebend, daß bei der Versuchsdurchführung die Messung der EDA eine dominierende Rolle spielt. Andere Arbeiten wurden dann hinzugezogen, wenn sie sich durch besondere sprachspezifische Fragestellungen auszeichneten. Da zu dem Komplex 'EDA und Sprache' eine Fülle von Untersuchungen vorliegt *), kann hier nur ein kursorischer Literaturüberblick gegeben werden.

Unabhängig von den jeweiligen theoretischen und methodischen Paradigmen, unter deren Einfluß die verschiedenen Forschungsarbeiten geleistet wurden, besteht ihre Gemeinsamkeit in der Verwendung sprachlicher Stimuli. Sprachliche Reize unterscheiden sich von nicht-sprachlichen, physikalischen Reizen, wie Tönen, Lichtblitzen oder Wärmereizen, durch ihren semantischen Gehalt. Während bei Tönen oder geometrischen Figuren die experimentelle Variation auf Intensitäts-, Frequenz-, Zeit- und Komplexitätsverhältnisse beschränkt bleibt, tritt bei semantischen Stimuli zu ihrer physikalischen Ausprägung die Dimension der Bedeutung hinzu. Aus sprachpsychologischer Sicht lassen sich dabei zwei Aspekte der Bedeutsamkeit unterscheiden: eine rational-sachliche und eine affektiv-emotionale Komponente (vgl. HÖRMANN, 1977, 111ff.). Diese Trennung entspricht den häufig verwendeten Dichotomien kognitiv vs. emotional bzw. denotativ vs. konnotativ.

Diesem semantischen Dualismus folgend, werden zunächst Unter-

---

*) EDELBERG (1972, 4o2) rechnete bereits 1972 mit einer Gesamtzahl von über 3ooo wissenschaftlichen Veröffentlichungen zu dem Bereich 'EDA und Verhalten'. Der Anteil der Arbeiten zu der hier interessierenden Thematik 'EDA und Sprachverhalten' dürfte bei ca. 1o% liegen.

suchungen referiert, in denen die Stimulusvariation auf der Basis der emotional-affektiven Bedeutungskomponente erfolgt. Anschließend werden Experimentalstudien behandelt, die auf den kognitiven Bedeutungsaspekt rekurrieren.

3.2 Experimente zum emotionalen Bedeutungsgehalt sprachlicher Stimuli

Mit zu den ersten Wissenschaftlern, die systematisch die Erfassung der Elektrodermalen Aktivität zur Verhaltensbeobachtung in ihren Forschungsarbeiten eingesetzt haben, zählt der Psychoanalytiker Carl Gustav JUNG. In seinen diagnostischen Assoziationsstudien setzte JUNG neben der Erfassung von Reaktionswörtern und der Reaktionszeit, die Messung der Elektrodermalen Aktivität als dritten Indikator zur Aufdeckung von affektbeladenen Komplexen bei seinen Patienten ein (vgl. JUNG, 19o7).

Den Versuchspersonen wurden ca. 1oo Reizwörter aus einer standardisierten Wortliste (Substantive, Verben, Adjektive) akustisch dargeboten mit der Instruktion, auf jedes Stimuluswort so schnell wie möglich mit einem assoziierten Wort spontan zu antworten. Gemessen wurde die Reaktionszeit zwischen Stimulusdarbietung und verbaler Response sowie die elektrodermale Reaktion auf den Wortstimulus. Nach Beendigung des ersten Versuchsdurchgangs wurde den Versuchspersonen die gleiche Wortliste noch einmal präsentiert mit der Aufgabe, das Reaktionswort der Erstdarbietung zu wiederholen ('Reproduktionsmethode').

Nach JUNGs Befunden erzeugen Wörter mit starker emotionaler Bedeutung eine längere Reaktionszeit; zudem treten Unterschiedlichkeiten in den Erst- und Zweitantworten der Versuchsteilnehmer auf. Entscheidendere Bedeutung maß JUNG den Ergebnissen der EDA-Messung bei: Affektgeladene Wörter riefen signifikant höhere elektrodermale Reaktionsamplituden hervor als neutralere Wörter. Dies unterstützte seine Annahme, die Erfassung des 'psychogalvanischen Reflexes' erlaube einen direkten

Zugang zum psychischen Geschehen, insbesondere zum Unbewußten, und veranlaßte ihn zu weiteren Untersuchungen, die sich mit den spezifischen Reaktionseigenschaften der EDA befaßten.

In einer Experimentalserie, die JUNG zusammen mit RICKSHER und PETERSON durchführte (PETERSON & JUNG, 19o7; RICKSHER & JUNG, 19o7/o8), verglich er die elektrodermale Reaktivität von Versuchspersonen auf physikalische Reize wie Pfiffe und Niederfallen eines Gewichtes mit der elektrodermalen Reaktivität auf sprachliche Stimulation durch Fragen, die entweder von sachlich-rationaler oder emotional-affektiver Bedeutung für die Teilnehmer waren. Die wesentlichen Ergebnisse dieser Untersuchungen sind:

- Emotionale Reize rufen die größten EDR-Amplituden hervor.
- Bei mehrmaliger Wiederholung der Stimulation werden die Reize habituiert, d.h. die Reaktionsamplituden werden kleiner.
- Emotional stabile Versuchspersonen zeigen gegenüber emotional labilen Versuchspersonen eine geringere elektrodermale Reaktivität.

Von den letztgenannten Untersuchungen abgesehen bestand JUNGs zentrales Erkenntnisinteresse jedoch darin, mit sprachlicher Stimulation und der Erhebung sprachlicher Assoziationen Aufschluß über die individualspezifische psychische Konstitution seiner Patienten zu gewinnen. Dieser rein psychoanalytisch ausgerichteten Forschungsarbeit stehen Untersuchungen gegenüber, die eher sprachpsychologisch orientierte Fragestellungen zur Grundlage haben.

So ließen beispielsweise WELLS und FORBES (1911) ihre beiden Versuchspersonen Wörter nach vier emotionalen Intensitätsgraden beurteilen und registrierten gleichzeitig die elektrodermalen Reaktionen auf diese Wörter. Die stärker emotional beurteilten Stimuli wiesen durchschnittlich größere EDR-Amplituden auf als Wörter, die in ihrer emotionalen Bedeutung schwächer eingestuft wurden. MCCURDY (195o) errechnete für diese Versuchsdaten eine Korrelation von .93 zwischen Emotionalitäts-Urteil und elektrodermaler Reaktion.

Sowohl die Versuche von JUNG als auch die von WELLS und FORBES weisen die EDA als valides und reliables Maß für die Stärke des emotionalen Erregungspotentials von sprachlichen Reizen aus. SMITH (1922) ging der Frage nach, ob der emotionale Gehalt von Wörtern deren Erinnern beeinflußt. In Anlehnung an JUNGs Experimentaldesign und unter Verwendung der JUNGschen 1oo Wörter-Liste bestimmte er für jeden einzelnen Wortstimulus die durchschnittliche Amplitudengröße über 5o Vpn als Maß für die emotionale Wortbedeutung. 3o Wörter aus dieser Liste mit unterschiedlichen emotionalen Gehalten mußten von den Versuchsteilnehmern auswendiggelernt werden. Die Behaltensleistung wurde jeweils am 5., 9., 14., 21. und 31. Tag nach der Lernphase überprüft.

Überraschenderweise wurden Wörter mit einem höheren emotionalen Erregungspotential entweder sehr gut oder aber schlecht erinnert. Abbildung 3.1 veranschaulicht den kurvilinearen Zusammenhang zwischen der durchschnittlichen EDR-Amplitude und der Gedächnisleistung. *)

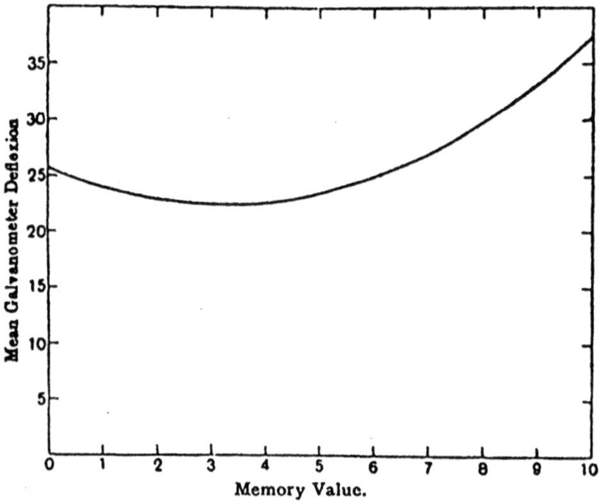

Abb. 3.1: Beziehung zwischen Erinnerungsleistung und emotionalem Erregungspotential (nach: SMITH, 1922, 42)

*) Die Gedächtnisleistung ('memory value') berechnete SMITH, indem er für jedes gut erinnerte Wort in einem der fünf Behaltenstests zwei Punkte vergab. So konnte also ein Wort, das an jedem der fünf Stichtage von einer Vp gut erinnert wurde, maximal zehn Punkte erreichen.

Diesen bidirektionalen Einfluß der affektiven Tönung von Wörtern auf die Behaltensleistung führte SMITH (1922, 44f.) nicht allein auf die Intensität einer Emotion sondern vor allem auch auf deren Qualität zurück. Starke positiv-emotionale Wortbedeutungen werden demnach besser und länger im Gedächtnis gespeichert als negativ-emotionale Inhalte, die vermutlich einem Verdrängungsprozeß unterliegen. Daraus folgt, daß die elektrodermale Reaktion ein sicheres und solides Meßinstrument zur Erfassung des Auftretens und der Stärke einer Emotion ist, unabhängig von deren Präsenz im bewußten Erleben eines Individuums.

Der amerikanische Psychophysiologe David WECHSLER befaßte sich seit 192o in einer Vielzahl von Untersuchungen mit vergleichbaren Fragestellungen und bestätigte SMITHs Befund, daß die Qualität der affektiven Tönung von Wörtern die Behaltensleistung determiniert. In seinen späteren experimentellen Studien (WECHSLER, 1925; WECHSLER & JONES, 1928; JONES & WECHSLER, 1928) galt sein Hauptinteresse dem Zusammenhang zwischen EDR und emotionalem Erleben sowie dem Einfluß unterschiedlicher Stimulationsarten auf die elektrodermale Reaktionsstärke.

Aus der Liste von SMITH wählte WECHSLER 25 Wortstimuli, geordnet nach deren Erregungspotential, aus. Dieses Stimulusmaterial, ergänzt um das Wort 'social worker' - die zehn Vpn waren angehende Sozialarbeiterinnen -, wurde in zwei Blöcken à 13 Stimuli in einem Assoziationsexperiment präsentiert. Gleichzeitig wurde die Hautleitfähigkeitsreaktion auf die Stimuluswörter erfaßt. Anschließend erfolgte durch die Versuchsteilnehmer eine subjektiv-introspektive Beurteilung des mit der Wahrnehmung eines Reizwortes verbundenen emotionalen Erlebens auf einer fünfstufigen Ratingskala. Für die beiden Stimulusblöcke ergaben sich annähernd gleiche Rangkorrelationskoeffizienten von .59 bzw. .67. WECHSLER beurteilte diesen Zusammenhang als sehr hoch; seine Auswertung einzelner Befunde koinzidierte jedoch auch mit den Ergebnissen von JUNG und SMITH, insofern die EDR unbewußtes negativ-emotionales Erleben widerspiegelt.

Des weiteren konnte WECHSLER bedeutende Unterschiede zwischen der Stärke der elektrodermalen Reaktion auf physikalische und auf sprachliche Reize feststellen. Reaktionen auf nicht-sprachliche Reize erwiesen sich als wesentlich konsistenter als Reaktionen auf semantische Stimuli, die aufgrund ihrer individuellen emotionalen Bedeutsamkeit eine größere Reaktionsvariabilität erkennen ließen.

Die interindividuelle Vergleichbarkeit der emotionalen Reaktionen ist jedoch nicht nur durch die unterschiedliche emotionale Bedeutsamkeit eines verbalen Stimulus für das jeweilige Subjekt, sondern auch durch die individuelle emotionale Konstitution eingeschränkt, auf die PETERSON und JUNG (19o7) und SYZ (1926) in ihren psychophysiologischen Untersuchungen bereits hingewiesen hatten. *) Aus diesen Gründen ist es für sprachpsychologische Experimente, deren Forschungsinteresse auf die quantitative Erfassung der emotionalen Bedeutung von Sprache ausgerichtet ist, notwendig, über Gruppenvergleiche mit genügend hoher Teilnehmerzahl die interindividuelle Variabilität in der elektrodermalen Reaktivität auszugleichen.

Über die folgenden zwei Jahrzehnte hinweg finden sich kaum relevante Veröffentlichungen zu dem hier interessierenden Themenkomplex. Erst mit Beginn der 5o er Jahre richteten wieder einzelne Wissenschaftler ihre Aufmerksamkeit auf das Problem 'Emotion und Sprache'. In Anknüpfung an die oben geschilderten frühen Arbeiten präsentierte MCCURDY (195o) 51 weiblichen Vpn 2o Adjektive verbunden mit der Frage "Are You ...?" und der Aufforderung mit 'ja' bzw. 'nein' zu antworten. Nach dieser Versuchsphase, in der die EDR ermittelt wurde, ordneten die Teilnehmer die Stimuluswörter in der Rangfolge ihres erlebten emotionalen Gehaltes. Die Rangkorrelation zwischen der subjektiven Beurteilung und der physiologisch erfaßten affektiven

---

*) Diese Befunde werden weiterhin durch die Ergebnisse von HSÜ (1952) gestützt. In einem faktorenanalytisch ausgelegten Experiment wurden die auf dargebotene Partizipialformen von Verben assoziierten Bewußtseinsinhalte einer emotionalen Bewertung unterzogen. Zwei getrennt durchgeführte Faktorenanalysen für die während des Assoziierens erhobenen physiologischen Daten (EDR) und der subjektiv-introspektiven Beurteilung ergaben Übereinstimmungen für die Faktoren 'aktiver offensiver Projektionstyp' und 'passiver submissiver Projektionstyp', was eine Affinität zu EYSENCKs (1975) Differenzierung zwischen extrovertiert und introvertiert aufweist.

Tönung betrug .76. Verglichen mit den Korrelationswerten bei WECHSLER (s.o.) dürfte diese höhere Korrelation auf die spezifischen Eigenschaften des Versuchsmaterials zurückzuführen sein. Im Gegensatz zu WECHSLER, der mit diskreten Wortstimuli gearbeitet hatte, stellte MCCURDY durch die Einbettung der kritischen Stimuli in eine Entscheidungsfrage, die sich direkt auf die Persönlichkeitseinschätzung der Vp richtet, eine größere Affinität zwischen Reiz und Rezipient her. Durch die so induzierte persönliche Betroffenheit gewinnt der affektiv-emotionale Inhalt eines Wortes eine höhere Signifikanz für das Individuum.

Sätze als sprachliches Stimulusmaterial verwendete auch TRAXEL (196o), um zu klären, welche affektiven Bedeutungsinhalte im Erleben einer Gruppe von Individuen eine Rolle spielen. Nach Ansicht TRAXELs werden durch die Verwendung von Satzstimuli die auftretenden Erlebnisinhalte der Rezipienten stärker eingeschränkt als bei Wörtern, die sehr viele verschiedene emotionale Assoziationen zulassen. Die Sätze enthielten Aussagen zu Sexualität, Beruf, sozialer Geltung usw., also zu menschlichen Erlebensbereichen, die einen direkten Bezug zu den Versuchspersonen aufwiesen ("Sie sind in Geldnot", "Man erzählt böse Dinge über Sie", "Jemand küßt Sie" usw.).

Die experimentellen Befunde führten TRAXEL zu der Annahme, daß die elektrodermale Reaktionsstärke ein Affektindikator ist, der eine Möglichkeit zur objektiven Untersuchung der affektiven Organisation und Struktur des Erlebens darstellt.*) Stärkste elektrodermale Reaktionen erfolgten auf Sätze, die erotische Erlebnisse ansprachen; die Erlebnisbereiche "Beliebtheit" und "soziale Geltung" lösten demgegenüber geringere Affektstärken aus.

Auch die klassische Frage nach Emotion und Behalten wurde in jüngerer Zeit noch einmal unter modifizierten Gesichtspunkten

---

*) Vergleiche hierzu auch die Untersuchung von TRAXEL und BECHER (1957) über den Grad des Zusammenhanges zwischen subjektiv-introspektiv beurteilter Affektstärke in einem Diskriminationsverfahren und der jeweiligen EDR-Amplitudendifferenz bei paarweiser Darbietung von Substantiven, die auf eine biseriale Korrelation zwischen diesen Variablen von .61 hinwies.

aufgegriffen. In eher aktivierungstheoretisch ausgerichteten Arbeiten (KLEINSMITH & KAPLAN, 1963; SCHÖNPFLUG & BEIKE, 1964) und auch in sprachpsychologisch orientierten Experimentalstudien (SCHÜRER-NECKER, 1981) konnte aufgezeigt werden, daß neben der Stärke der emotionalen Bedeutung von Substantiven auch die motivationale Einstellung der Rezipienten einen signifikanten Einfluß auf die Behaltensleistung besitzt. Im Unterschied zu den Assoziationsparadigmen der 2oer Jahre wurden hier visuell dargebotene Stimuluswörter mit hohem bzw. niedrigem emotionalem Erregungspotential zum bloßen Betrachten oder zum Lernen dargeboten. Bei SCHÖNPFLUG und BEIKE zeigte sich, daß bezüglich der Gedächtnisleistung die Stärke der Affektivität des sprachlichen Materials und die Absichtlichkeit des Lernens interagieren. Darüberhinaus konnte SCHÜRER-NECKER nachweisen, daß bei längerfristigem Behalten der Anteil an emotional starken Wörtern gegenüber emotional schwächeren ansteigt.

Anhand der bisher geschilderten Experimente sollte verdeutlicht worden sein, daß die psychophysiologische Reaktionsmessung auf sprachliche Reize das Auftreten und die Intensität emotionaler Bedeutung widerspiegelt *), nicht jedoch deren Qualität. Ob nun eine sprachlich vermittelte Bedeutung emotional angenehm oder unangenehm bzw. positiv oder negativ erlebt wird, wurde entweder über entsprechende Ratingverfahren bzw. Interviewtechniken ermittelt oder aus ihrer Auswirkung auf die Behaltensleistung erschlossen. Erst in den 4oer und 5oer Jahren konnte unter Zuhilfenahme der psychologischen Paradigmen 'Klassische Konditionierung' und 'Habituation/Dishabituation' dieses Defizit psychophysiologischer Messungen ausgeglichen werden.

VOLKOVA konditionierte 1953 einen 13 Jahre alten Jungen über die Speichelsekretion auf das Adjektiv 'gut' positiv und das Adjektiv 'schlecht' negativ ('Klassische differentielle Konditionierung'). Indem mit der Adjektivbedeutung 'gut' eine er-

*) Dies gilt ohne Unterschied für alle elektrodermalen Meßtechniken (vgl. hierzu: BURSTEIN et al., 1965); unter den verschiedenen EDA-Maßen muß jedoch das Amplitudenmaß als der solideste Indikator für die Affektstärke bei sprachlicher Stimulation angesehen werden (LÜER & NEUFELDT, 1968).

höhte und mit der Bedeutung 'schlecht' eine reduzierte Speichelsekretion verknüpft wird, entspricht dieser Versuchsaufbau einer Konditionierung der bipolaren Evaluationsdimension des OSGOODschen Semantischen Differentials. Untersucht werden sollte, ob Generalisationseffekte der konditionierten Reaktionen auf die emotionale Bedeutungsqualität verschiedener Aussagesätze stattfinden (Wort-Satz-Transfer). In der Testphase wurden 16 russische Sätze der Versuchsperson akustisch dargeboten und die konditionierte Reaktion des Speichelflusses gemessen. Neun Sätze, vom Typ "Leningrad ist eine wundervolle Stadt" bedingten einen hohen Speichelfluß, auf sechs Sätze, vom Typ "Mein Freund ist ernsthaft erkrankt" erfolgte eine geringe Speichelsekretion, und bei dem Satz "Der Schüler bestand das Examen mit einem mittelmäßigen Ergebnis" ergab die Speichelproduktion einen mittleren Wert. Diese Befunde weisen daraufhin, daß durch das Phänomen der semantischen Generalisation, erfaßt über die Stärke der konditionierten physiologischen Reaktion, die qualitative Ausprägung einer sprachlichen Bedeutung auf der Evaluationsdimension relativ exakt lokalisierbar ist.

Obwohl die Bedeutung der Speichelsekretion als psychophysiologisches Maß umstritten ist (ZIEGLER, 1979, 148), konnten VOLKOVAs Ergebnisse zur semantischen Generalisation in anderen Untersuchungen unter Verwendung verschiedener psychophysiologischer Indikatoren bestätigt werden. Unter Vielen seien an dieser Stelle ACKER und EDWARDS (1964) erwähnt, die mittels der Konditionierung und Messung der Vasokonstriktion semantisch-emotionale Generalisationseffekte für die konditionierten Adjektivbedeutungen 'gut' und 'schlecht' auf 75 verschiedene Testwörter nachweisen konnten. Auch BAXTER (1962) konnte entsprechende Effekte für die konditionierte elektrodermale Reaktion bei positiven und negativen emotionalen Wortinhalten aufzeigen.

Beim semantischen Transfer reflektiert also die Stärke der jeweiligen physiologischen Reaktion die Ähnlichkeit im affektiven Gehalt zwischen Teststimuli und konditioniertem Stimulus; in einem Habituationsexperiment hingegen manifestiert sich in der physiologischen Reaktionsstärke der Grad der Unähnlichkeit bzw. Verschiedenheit von Test- und Habituationsstimuli. Diese methodische Vorgehensweise benutzten beispielsweise GRUSH et al. (1973), um einer vergleichbaren Fragestellung experimentell nachzugehen. In ihrer Untersuchung wurden 36 männlichen Studenten, aufgeteilt in zwei Gruppen, jeweils 25 verschiedene Wortstimuli über Kopfhörer dargeboten. Die erste Gruppe rezipierte nach 2o auf dem Semantischen Differential positiv evaluierten Wörtern einen negativ evaluierten Stimulus, auf den wieder vier positive folgten; das Material für die zweite Versuchsgruppe bestand aus 24 negativ evaluierten Stimuli und einem positiven. Beide Gruppen habituierten über die ersten 2o Trials den jeweils induzierten emotionalen Bedeutungsinhalt 'gut' resp. 'schlecht' vollständig, d.h. die durch die EDA gemessene Orientierungsreaktion verschwand. Die Darbietung des 21. Stimulus rief bei beiden Gruppen wieder eine signifikante elektrodermale OR hervor, die den Sprung in der evaluativen Bedeutung von einem Dimensionspol zum anderen anzeigt. Eine vergleichbare Untersuchung zur konnotativen Wortbedeutung findet sich auch bei VAN OLST (1971).

Experimentalstudien, die auf die semantische Konditionierung oder die Habituation sprachlicher Reize rekurrieren, befassen sich jedoch in der Mehrzahl mit rational-sachlichen Inhalten der Sprache und werden deshalb unter Kapitel 3.3 geschildert.

Die einzige uns bekannte Untersuchung, die sich auf einer sprachlich komplexeren Ebene mit dem Problemfeld 'Sprache und Emotion' auseinandersetzt, ist eine Arbeit zur Medienwirkungsforschung der Kommunikationspsychologin Hertha STURM. Ausgehend von der Frage, in welcher Weise die lediglich textliche Variation eines Fernsehfilms die emotionalen Reaktionen der Zuschauer und deren Behaltensleistung beeinflußt, wurde ein Kinderfilm von 28 Minuten Länge in drei Versionen Versuchsgruppen zu je 2o Teilnehmern vorgeführt. Dem non-verbalen Originalfilm standen eine Version mit einer sachlichen Zusatztextierung (z.B. "Die Seilbahn wird ihn dem Ziel nahebringen.") und eine zweite mit einer emotionalen Textierung (z.B. "Sogar eine Seilbahn kann er benutzen. Sie hilft ihm seinem Ziel näherzukommen.") gegenüber. Die Emotionsmessung wurde auf zwei Ebenen durchgeführt: auf einer physiologischen, durch Erfassung der Herz- und Atemfrequenz sowie der EDA, und aüf einer verbal-kognitiven Ebene durch Rating der Gefühlsdimension 'heiter/traurig' sowie durch Einstellen eines Zeigers auf einer Skala, die der Dimension 'angenehm/unangenehm' entsprach.

Die zentralen Ergebnisse der Untersuchung von STURM et al. (1982) lauten:

- Die sachlich textierte Filmversion induziert ein signifikant höheres physiologisches Arousal als die anderen Versionen. Dieses wird aber von den Zuschauern emotional als sehr unangenehm erlebt und führt deshalb zu einer deutlich schlechteren Erinnerungsleistung.
- Das Aktivierungsniveau der emotionalen Variante wird als wesentlich angenehmer als das der sachlichen Version empfunden und führt deshalb zu einer signifikant höheren Behaltensleistung.

Das überraschend hohe emotionale Arousal bei der Betrachtung des sachlich textierten Films wird aus einem Interferenzeffekt von Bild und Sprache erklärt, d.h. die Diskrepanz zwischen den emotionalisierenden Fersehbildern und dem sachlich kommentierenden Text ist so stark, daß die Rezeption nachhaltig beeinträchtigt wird.

In einer abschließenden Betrachtung der exemplarisch ausgewählten Untersuchungen kann konstatiert werden, daß unabhängig von der verwendeten Stimulusart, seien es Wörter, Sätze oder Texte, deren emotional-affektive Bedeutung für den Rezipienten durch die Erfassung psychophysiologischer Indikatoren objektiv bestimmt werden kann. *) Die Messung der Elektrodermalen Aktivität, vor allem ihrer phasischen Komponente, gestattet es , über das Auftreten und die Intensität einer be-

---

*) NOWLIN et al. (1968) konnten nachweisen, daß auf der psychophysiologischen Beobachtungsebene die psychologischen Prozesse der Empathie einer passiv an einer verbalen Interaktionssituation teilnehmenden Person reflektiert werden ('interpersonal transactional process of empathy'). So zeigt eine Vp, die an einem Interview einer anderen Vp durch den Vl lediglich passiv zuhörend beteiligt ist, vergleichbare physiologische Reaktionsverläufe wie die verbal aktive Vp.

wußt oder unbewußt erlebten Emotion sichere Aussagen zu machen, wobei die Wahrnehmungsmodalität - auditiv resp. visuell - keine Rolle spielt. Die Validität der EDA hat sich auch in der klinischen Psychologie bestätigt, beispielsweise zur Erfassung des Sozialverhaltens in der operanten Verhaltenstherapie (FENZ & STEFFY, 1968) oder zur Beobachtung des gestörten emotionalen Erlebens von Epileptikern (KEMPH et al., 1968).

Über die Verfahren der semantischen Konditionierung und der Habituation-Dishabituation besteht darüberhinaus die Möglichkeit, die qualitativen Aspekte des emotionalen Erregungspotentials sprachlicher Stimulierung meßbar zu machen.

3.3 Experimente zum kognitiven Bedeutungsgehalt sprachlicher Stimuli

Die sprachpsychologische Trennung zwischen konnotativen und denotativen Bedeutungsaspekten von Sprache findet ihre Entsprechung im wissenschaftsgeschichtlichen Ablauf der hierzu durchgeführten psychophysiologischen Untersuchungen: Der größte Teil der Arbeiten zur emotional-affektiven Seite der Sprache und die wichtigsten Ergebnisse datieren aus den ersten drei Jahrzehnten dieses Jahrhunderts; die experimentelle Erforschung der rational-sachlichen Bedeutungskomponente tritt dagegen erst in den 3oer Jahren in den Mittelpunkt des Erkenntnisinteresses.

Diese zeitliche Abfolge ist sicherlich auf den beherrschenden Einfluß der Emotionspsychologie zu Anfang dieses Jahrhunderts und deren methodische Beschränkung auf assoziative Verfahren zurückzuführen, die lediglich gestatteten, das Auftreten und die Intensität von Emotionen objektiv zu erfassen. Erst die Theorie des Orientierungsverhaltens in der Nachfolge PAVLOVs und vor allem die damit verknüpften methodischen Konzepte der 'Klassischen Konditionierung' und der 'Habituation-Dishabituation' ermöglichten den Einsatz psychophysiologischer Messungen auch zur Erforschung der kognitiven Struktur sprachlicher Inhalte. An diesen Verfahrensweisen orientiert sich die

Gliederung des folgenden Abschnitts. Referiert werden zunächst die wichtigsten Experimentalstudien, die mit Hilfe der Konditionierung bzw. der Habituation durchgeführt wurden, anschließend werden Arbeiten zum verbalen Lernen und zur Informationsverarbeitung vorgestellt.

Der Einsatz der verschiedenen Konditionierungsverfahren hat zum Ziel, unterschiedliche Grade der semantischen Ähnlichkeit sprachlicher Einheiten, etwa von Wörtern, meßbar zu machen, um auf diesem Wege Aufschlüsse über die Organisation und Struktur semantischer Systeme im Organismus zu gewinnen.

In einem ersten experimentellen Schritt wird beispielsweise einem Wort eine besondere Signalfunktion verliehen, so daß künftig bei der Wahrnehmung dieses Wortes eine spezifische Reaktion des Organismus erfolgt. Grob lassen sich dabei zwei Vorgehensweisen unterscheiden. Bei der semantischen Konditionierung wird das Wort durch wiederholte Darbietung in raumzeitlicher Nähe mit einem unkonditionierten Stimulus (UCS), der eine unkonditionierte physiologische Reaktion (UCR) hervorruft, auf eben diese Reaktion konditioniert. In der Folge wird der nun konditionierte Wortstimulus (CS) diese physiologische Reaktion (CR) auch bei isolierter Darbietung auslösen. In einer anderen Herangehensweise wird dem Wort durch eine verbale Instruktion die Signalfunktion verliehen. Diese sogenannte verbale Konditionierung kann so ausgelegt sein, daß eine Vp bei Wahrnehmung dieses Signalwortes mit einer willkürlich-bewußten motorischen Reaktion wie Pedaldrücken zu reagieren hat. Die so herbeigeführte Signifikanz des kritischen Wortes manifestiert sich gleichzeitig in einer physiologisch meßbaren Orientierungsreaktion.

Nach einer solchen Trainingsphase schließt sich in einem zweiten experimentellen Schritt ein Generalisationstest an. Je nach sprachpsychologischem Erkenntnisinteresse wird das Signal- bzw. Trainingswort durch eine Reihe von Testwörtern ersetzt. Die Art und Stärke der spezifischen Beziehung (semantisch, phonetisch, graphisch, etc.) determiniert das Ausmaß der generalisierten physiologischen CR bzw. OR. Dieser Transfer der konditionierten Reaktion wird als Generalisation be-

bezeichnet.

In der ersten Hälfte der 3oer Jahre wurde fast ausschließlich in sowjetischen Laboratorien unter dem Eindruck von PAVLOVs Reflextheorie und seiner Auffassung von Sprache als 'zweitem Signalsystem' Untersuchungen zu Generalisierungseffekten durchgeführt. *) Hier sind vor allem die psychophysiologischen Forschungsgruppen um KRASNOGORSKY und IVANOV-SMOLENSKY hervorzuheben, die den CR-Transfer von Objekten auf Wörter und vice versa experimentell nachweisen konnten. Versuchspersonen, die beispielsweise auf die Schläge eines Metronoms oder aber auf das Wort 'Metronom' konditioniert wurden, zeigten analoge Generalisierungseffekte (zit. nach RAZRAN, 1939a). Ähnliche Experimente zum Objekt-Wort-Transfer wurden noch Ende der 5oer Jahre von MARKOSYAN durchgeführt (vgl. RAZRAN, 1961).

Als Begründer der semantischen Konditionierung gilt Gregory RAZRAN, der über die Speichelsekretionsreaktion den semantischen Wort-Wort-Transfer empirisch verifizieren konnte (1939a). Zur Klärung der Frage, ob bei einem CR-Transfer auf Wörter eher die semantische oder die physikalische Ähnlichkeit dominiert, konditionierte er drei Studenten auf die Wörter 'style', 'urn', 'freeze' und 'surf'. Als Testwörter wurden zum einen die Synonyme 'fashion', 'vase', 'chill' und 'wave' und zum anderen die Homonyme 'stile', 'earn', 'frieze' und 'serf' eingesetzt, die wie auch die CS-Wörter visuell dargeboten wurden. Die mittlere Generalisationsstärke der physiologischen Response war auf bedeutungsähnliche Stimuli um 25% höher als auf klangidentische Wörter. Diese Befunde lassen die Überlegenheit der sinnsemantischen Komponente der Sprache deutlich werden (vgl. hierzu auch: RAZRAN, 1949a).

RIESS, der 194o RAZRANs Experiment replizierte - der einzige wesentliche Unterschied bestand in der Verwendung der EDR als konditionierter Response -, konnte diese Ergebnisse untermauern. **)

---

*) Bedauerlicherweise liegen von den meisten dieser Studien keine englischsprachigen Übersetzungen vor, so daß hier auf die Literaturübersichten von COFER und FOLEY (1942) und RAZRAN (1939a; 1961) verwiesen werden muß.

**) Den Überlegenheitseffekt der semantischen gegenüber der phonetischen Generalisation wies BRIDGER (197o) mittels Er-

Die gleiche methodische Herangehensweise benutzte RIESS in einer Querschnittsuntersuchung (1946) zur Beobachtung der Entwicklungsdynamik kognitiver sprachspezifischer Strukturen über verschiedene Altersgruppen. Dazu bildte er aus insgesamt 92 weiblichen Schülern vier Altersgruppen (7;o - 8;9, 1o;o - 11;8, 13;5 - 14;1o und 17;2 - 2o;1 Jahre). Das Sprachmaterial setzte sich aus 2o CS-Wörtern zusammen, zu denen in der Testphase jeweils ein Synonym, ein Antonym und ein Homonym visuell dargeboten wurden (z.B. CS: 'sea'; Testwörter: 'ocean', 'land' und 'see'). Je nach Altersgruppe ergab sich eine spezifische CR-Transferhierarchie der abfallenden Generalisationsstärke:

- Für die jüngste Gruppe von den Homonymen über die Antonyme zu den Synonymen.
- Für die zweitjüngste von den Antonymen über die Homonyme zu den Synonymen.
- Für die beiden ältesten Gruppen von den Synonymen über die Antonyme zu den Homonymen.

RIESS' Experiment beweist, daß mit einem relativ einfachen Versuchsdesign Einblicke in die ontogenetische Veränderung der Dominanzverhältnisse semantischer Systeme und deren kortikale Korrelate gewonnen werden kann. Die sichere Differenzierung zwischen feinsten Bedeutungsunterschieden wird nur gewährleistet durch die Entwicklung höherer psychischer Funktionen, die erst im Alter von 14 - 16 Jahren abgeschlossen ist.

Offensichtlich stellen der physikalische und der semantische CR-Transfer unterschiedliche Anforderungen an die Differenzierungs- und Analysierfähigkeiten des Zentralnervensystems. SHVARTS (1954 und 196o, zit. nach RAZRAN, 1961) stellte bei erwachsenen Versuchspersonen fest, daß für die physikalische Generalisierung lediglich acht Konditionierungstrials, für die semantische Generalisierung hingegen durchschnittlich 25 Trials benötigt werden. Daß die jeweiligen Generalisationseffekte auf unterschiedlich hoch entwickelten Aktivitäten des ZNS be-

---

fassung der EDR auch für akustisch dargebotene Stimuli nach (CS: 'ship'; Teststimuli: 'boat' bzw. 'skip'). Darüberhinaus stellte er fest, daß der semantische CR-Transfer verschwindet, wenn den Vpn durch Instruktion bewußtgemacht wird, daß der UCS ausschließlich mit dem CS 'ship' auftritt.

ruhen, konnte durch eine künstlich herbeigeführte Inhibition der höheren Kortexaktivität empirisch verifiziert werden. Nach Eingabe des synthetischen Schlafmittels Chloral-Hydrat verschwindet das Phänomen der semantischen Generalisierung vollständig, während der physikalische CR-Transfer erhalten bleibt (vgl. hierzu auch: SHVARTS, 1948 und 1949, zit. nach LURIA & VINOGRADOVA, 1959). Zu konsistenten Befunden kommen auch LEVY & MURPHY (1966), deren Vpn nach Alkoholgenuß stärker auf Homonyme als auf Synonyme generalisierten.

In Fortführung der RIESSschen Experimente versuchte RAZRAN (1949b) ein detailliertere Analyse der verschiedenen psychologischen Relationen zwischen visuell dargebotenen sprachlichen Einheiten. Er konditionierte acht Vpn mittels Speichelsekretionsreaktion auf 12 verschiedene CS-Wörter und bestimmte die relative CR-Generalisation auf 32 Testwörter, deren Beziehung zu den konditionierten Stimuli auf der semantischen wie auf der physikalischen Dimension unterschiedlich ausgeprägt war. Semantische Ähnlichkeit bzw. Unähnlichkeit sind auch hier der physikalischen überlegen, wobei die Größe des Transfers hinsichtlich der physikalischen Dimension von dem Grad der Übereinstimmung der Phoneme bzw. Grapheme zwischen CS-Wort und Testwort abhängig ist. Die Rangfolge der semantischen Generalisationsstärke ergab folgendes Bild:

1. 42,6% für logisch untergeordnete Begriffe (z.B. CS: 'dog'; Testwort: 'terrier'),
2. 4o,5% für Antonyme (z.B. 'day' vs. 'night'),
3. 39,8% für begriffliche Teilaspekte eines Ganzen (z.B. 'week' vs. 'day'),
4. 38,8% für die reziproke Teil-Ganzes-Beziehung (z.B. 'petal' vs. 'flower'),
5. 38,2% für logisch gleichgeordnete Begriffe (z.B. 'dog' vs. 'cat'),
6. 22,9% für logisch übergeordnete Begriffe (z.B. 'yankee' vs. 'american').

Eine Ausnahme bildeten die sog. Wortderivate, wie 'sign' und 'signal', die mit 64,5% den stärksten Generalisationseffekt hervorriefen. Dies kann auf den zusätzlichen Einfluß der physikalischen Ähnlichkeit zurückgeführt werden.

Das Verfahren der semantischen Konditionierung blieb nicht auf sprachpsychologische Untersuchungen auf der Wortebene beschränkt. RAZRAN (1939b; 1949c) setzte diese methodische Vorgehensweise ebenfalls erfolgreich zur Erforschung des semantischen Satz-Satz-Transfers ein. Die physiologische Speichelsekretionsreaktion wurde auf Drei-Wort-Sätze konditioniert ('Poverty is degrading') und in der Testphase mit Sätzen verglichen, die entweder eine kontradiktorische Aussage ('Poverty is not degrading', 'Poverty is uplifting', 'Wealth is not uplifting' bzw. 'Wealth is degrading') oder eine konkordante Aussage ('Poverty is not uplifting', 'Wealth is not degrading' bzw. 'Wealth is uplifting') beinhalten. Insgesamt gesehen wurden übereinstimmende Inhalte, d.h. Sätze die in einer Synonymierelation zueinander stehen, besser generalisiert als kontradiktorische Aussagen. Innerhalb der Kategorien paraphrasierender und negierender Aussagen tritt der CR-Transfer bei solchen Sätzen stärker hervor, deren Konstituenten eine größere Übereinstimmung mit dem CS-Satz aufweisen; bezogen auf den o.g. CS-Satz ist beispielsweise die Reaktion auf 'Poverty is not uplifting' stärker als auf 'Wealth is uplifting'.

Um der Frage nachzugehen, welche Satzkonstituenten die Bedeutung eines Satzes im wesentlichen determinieren, lernten acht Vpn die Bedeutung von drei russischen Fünf-Wort-Sätzen (RAZRAN, 1952, zit. nach RAZRAN, 1961). Vier Vpn wurden auf die Sätze konditioniert und mit den Einzelwörtern getestet, bei den vier anderen Teilnehmern wurde das Verfahren umgekehrt. Sowohl der Wort-Satz- als auch der Satz-Wort-Transfer belegen die Dominanz der Prädikat-Argument-Struktur für die Bedeutung eines Satzes. Während die relativ stärksten Speichelsekretionsreaktionen auf Verben (35%), direkte Objekte (27%) und indirekte Objekte (18%) erfolgen, rufen Adjektive (11%) und Subjekte (9%) nur geringere Reaktionen hervor. ELKIN (1959, zit. nach RAZRAN, 1961) gelangte über die Konditionierung einer motorischen Response zu vergleichbaren Ergebnissen.

Eine Sonderstellung unter den Experimentalstudien zur Konditionierung sprachlicher Reize nimmt die Arbeit von LURIA und VINOGRADOVA (1959) aufgrund ihres umfassenden Designs ein.

Die Autoren wollen Aufschluß über die Struktur und Dynamik semantischer Systeme gewinnen. Ihr Experiment ist in zwei Abschnitte untergliedert, die sich vor allem in der methodischen Herangehensweise unterscheiden. Im ersten Teil wurden zehn Schulkinder im Alter von 11 - 15 Jahren und 15 in unterschiedlichen Graden mental retardierte Kinder im Alter von 13 - 17 Jahren auf das Wort 'Katze' verbal konditioniert. Der Instruktion gemäß mußten die Vpn sofort einen Knopf drücken, sobald sie das CS-Wort hörten. Diese Signifikanz führte zur Ausbildung einer vasomotorischen Orientierungsreaktion, die sich in einer gleichzeitigen Vasokonstriktion in den Fingern und einer Vasodilation in der Kopfhaut manifestierte und mittels Photoplethysmographie gemessen wurde. In der Testphase lösten semantisch verwandte Wörter (z.B. 'Hund', 'Maus' oder 'Tier') ebenfalls eine vasomotorische Reaktion aus, deren Stärke proportional zur inhaltlichen Ähnlichkeit den semantischen Transfer anzeigte. Während Homonyme bei den gesunden Kindern keine CR bedingten, zeigte sich bei den behinderten Kindern mit zunehmendem Retardierungsgrad ein Anstieg physikalisch-phonetischer Generalisierungseffekte und eine Abnahme des semantischen Transfers bis hin zu seinem völligen Verschwinden. Ermüdungserscheinungen wirkten sich bei allen Vpn negativ auf den semantischen Transfer aus.

Im zweiten Teil des Experiments wurden sieben erwachsene Versuchsteilnehmer mit einem Elektroschock von 45 Volt auf das Wort 'Violine' negativ konditioniert. Dieser äußerst unangenehme UCS führt zu einer Defensivreaktion (DR) des Organismus, die sich auf dem Plethysmogramm in einer gleichzeitigen Vasokonstriktion in Fingern und Kopfhaut darstellt. Anschließend wurden drei verschiedene Klassen von Teststimuli akustisch dargeboten: Wörter, die in unterschiedlicher semantischer Nähe zum CS-Wort stehen; Wörter, die eine unterschiedliche Klangähnlichkeit mit dem CS-Wort aufweisen; und neutrale Wörter, die keinerlei inhaltliche bzw. klangliche Übereinstimmung mit dem konditionierten Wort haben. Global gesehen stehen LURIA und VINOGRADOVAs Ergebnisse in Einklang mit früheren Untersuchungen anderer Wissenschaftler; Generalisierungseffekte treten auf allen Stufen semantischer und der höchsten

Stufe der phonetischen Ähnlichkeit auf, neutrale Stimuli bedingen hingegen keine Reaktion.

Die originelle Meßmethode führt darüberhinaus zu einer exakteren Erfassung und Differenzierung der kognitiven Struktur semantischer Systeme und Verbindungen. So rufen nur solche Testwörter die konditionierte Defensivreaktion hervor, die der gleichen taxonomischen Gruppe *) angehören wie der kritische Stimulus 'Violine': 'Violinist', 'Bogen', 'Saite', 'Kontrabaß' usf. Reizwörter, die nicht der gleichen taxonomischen Klasse zugerechnet werden können, aber trotzdem noch eine relative semantische Nähe zum CS-Wort aufweisen, wie 'Akkordeon', 'Klarinette', 'Sonate' und 'Konzert', lösen demgegenüber wie auch die klangähnlichsten Wörter vasomotorische Orientierungsreaktionen aus.

Die qualitative Unterscheidung zwischen DR und OR gestattet es auch, drei Stadien der Generalisierung im zeitlichen Verlauf der Testphase zu unterscheiden. Die erste Phase der Generalisation ist durch die oben geschilderte Reaktionscharakteristik gekennzeichnet. In der zweiten Phase der 'Konzentration' erscheinen Defensivreaktionen ausschließlich auf das CS-Wort, Orientierungsreaktionen werden jetzt von Wörtern aus der gleichen taxonomischen Klasse ausgelöst, inhaltlich ferner stehende und klangähnliche Stimuli erzeugen keinerlei physiologische Reaktionen mehr. Die Generalisierungs- bzw. Transfereffekte sind schließlich in der dritten Phase der 'vollen Konzentration' gänzlich erloschen, d.h. die Versuchspersonen reagieren nur noch auf den kritischen Stimulus mit einer Defensivreaktion, Reaktionen auf andere Wörter bleiben aus.

Neuropsychologisch interpretieren LURIA und VINOGRADOVA ihre Befunde wie folgt:

Eine Wortbedeutung aktiviert im Organismus immer ein ganzes System semantischer neuronaler Verbindungen, bestehend aus einem Zentralbereich, dem 'Nucleus', und einer Peripherie. Zuerst ist der Nucleus des aktivierten semantischen Komplexes

*) Taxonomisch meint in dem hier verwendeten Sinn, ein nicht notwendigerweise hierarchisch aufgebautes Ordnungs- oder Klassifikationsschema für einen bestimmten abgeschlossenen konzeptuellen Bereich.

relativ unspezifisch, d.h. er umfaßt mehrere sehr ähnliche Wortbedeutungen. Im Verlauf der Generalisationsphase gestaltet sich der Nucleus aufgrund des auftretenden Trainingseffektes immer differenzierter bis er nur noch durch die kritische Wortbedeutung repräsentiert wird. Wird in diesem Stadium das CS-Wort durch Stromschläge neu verstärkt, so erweitert sich der zuletzt sehr differenzierte Nucleus auf seine ursprüngliche Struktur. LURIA und VINOGRADOVA betonen, daß immer nur ein semantisches Feld - das nicht notwendigerweise als ein System logischer Verbindungen angesehen werden darf, sondern in seiner Struktur eher von der individuellen Lerngeschichte und dem situativen Kontext bestimmt wird - zentralnervös aktiviert ist. Alle anderen Bedeutungskomplexe werden zur gleichen Zeit inhibiert. Darüberhinaus haben postexperimentelle Befragungen ergeben, daß sich die Vpn in der Regel der Struktur und Dynamik der semantischen Systeme nicht bewußt sind (vgl. hierzu auch: LACEY & SMITH, 1954).

Zu Beginn der 6oer Jahre erschöpfte sich zunehmend das Interesse der experimentalpsychologischen Forschung am Paradigma der klassischen Konditionierung, und Habituationstechniken traten in den Vordergrund. Vor allem SOKOLOVs Theorie des Orientierungsverhaltens (1963; 1966; 1969), die im Gegensatz zur PAVLOVschen Reflexologie stärker den Aspekt der aktiven Informationsverarbeitung durch den Organismus einbezieht, ist für diese Entwicklung verantwortlich zu machen. Die wenigen Arbeiten, die noch auf klassische Konditionierungsverfahren zurückgriffen, treten weniger durch sprachpsychologische Fragestellungen hervor, vielmehr ist ihr Erkenntnisinteresse auf die Klärung von methodenimmanenten Problematiken fokussiert.

RASKIN (1969) verwendete die vier am häufigsten assoziierten Wörter von 'stem' als kritische Stimuli und konditionierte mit Hilfe des UCS 'weißes Rauschen' entweder einen, zwei, drei oder alle vier dieser kritischen Wörter bei vier Versuchsgruppen. Zusätzlich wurde jede Gruppe nach zwei unterschiedlichen Instruktionen so aufgeteilt, daß die eine Hälfte lediglich zuhören sollte, der anderen Hälfte wurde dagegen mitgeteilt, daß das weiße Rauschen nur auf bestimmte Wörter erfolgt - neben den genannten Stimuli wurden noch 8o neutrale 'Pufferwörter' akustisch dargeboten. Jede der vier Versuchsgruppen durchlief insgesamt 12 Trainingstrials, so daß sich entsprechend der Anzahl der CS-Wörter in jeder Gruppe die Anzahl der Wiederholungstrials für ein und dasselbe Wort verringerte.

Die genauer instruierten Vpn generalisierten die gemessene elektrodermale Response stärker und schneller auf das Testwort 'stem', d.h. ihr Organismus entdeckte die Signifikanz bzw. die CS-UCS-Verbindung schneller, was zu einer besseren Generalisierungsleistung führt. Die Bewußtheit dieser Verbindung ist dafür keine notwendige Bedingung. Die experimentelle Variation zeigte des weiteren, daß sich mit steigender Anzahl der CS-Wörter der semantische Transfer verbessert. Da die steigende CS-Wortanzahl im Versuchsdesign mit einer stetigen Verminderung der Konditionierungstrials pro Wort verknüpft wurde, konnte ein isolierter Trainingseffekt nicht festgestellt werden. Neuropsychologisch gesehen unterstützen RASKINs Resultate LURIA und VINOGRADOVAs oben zitierte Befunde: Da die vier ausgewählten Trainingsstimuli ('plant', 'leaf', 'flower' und 'tree') assoziativ stark mit dem Testwort 'stem' in Zusammenhang stehen, werden durch ihre Bedeutungen nicht vier verschiedene semantische Systeme aktiviert, die sich gegenseitig hemmen würden, sondern lediglich eines, dessen Aktivierung in Abhängigkeit von der Anzahl verschiedener, einander jedoch inhaltlich ähnlicher Wörter steigt.

Noch stärker rekurriert die mit der EDA arbeitende Forschungsgruppe um MALTZMAN auf methodische Probleme der Konditionierungsparadigmen; deshalb werden ihre relevanten Ergebnisse hier nur kurz umrissen. Überlegungen dieser Wissenschaftler zufolge beruht das Phänomen der semantischen Konditionierung und Generalisation auf einer 'problem-solving'-Aktivität des Organismus (MALTZMAN, 1977). Versuchspersonen entwickeln erst die Fähigkeit, semantisch zu generalisieren, nachdem sie die CS-UCS-Kontingenz 'erkannt' haben (MALTZMAN et al., 1977a); dabei ist die Verbalisierung dieser Erkenntnis keine conditio sine qua non, d.h. die Entdeckung der Signalfunktion des Stimulus auf einer psychischen Ebene unterhalb des Bewußtseins ist ausreichend für das Auftreten der Effekte (MALTZMAN et al., 1977b). Der Erfolg der Problemlösungsaktivität während der

Konditionierung und Generalisation wird zum einen durch die Verkürzung der CS-UCS-Intervalle begünstigt, wobei der Einsatz von angenehmen bzw. unangenehmen UCS ohne Bedeutung ist (MALTZMAN et al., 1977c), zum anderen durch den Einsatz von Instruktionen, die die Aufmerksamkeit der Versuchsteilnehmer fokussieren (MALTZMAN et al., 1982a). Die ausgeprägtesten Effekte werden durch solche Konditionierungsparadigmen erreicht, die mit willkürlich-bewußten motorischen Aktivitäten, wie beispielsweise Pedal- oder Knopfdrücken, verbunden sind (MALTZMAN et al., 1982b).

Die physiologischen Orientierungsreaktionen im Konditionierungsexperiment reflektieren die inhaltliche Ähnlichkeit zwischen verschiedenen sprachlichen Einheiten; physiologische Orientierungsreaktionen im Habituationsexperiment dagegen dienen dazu, die semantische Unähnlichkeit verschiedener verbaler Äußerungen objektiv aufzuzeigen.

Die theoretische Grundlage der in den folgenden Studien verwendeten experimentellen Technik der Habituation-Dishabituation bilden SOKOLOVs Modellvorstellungen des Orientierungsverhaltens (vgl. 1.3.3): Einlaufende Reize werden vom Organismus auf den Grad ihrer Neuartigkeit hin vergleichend analysiert, d.h. je größer die Neuartigkeit eines Reizes ist, desto ausgeprägter ist die Orientierungsreaktion; wird der Organismus wiederholt mit dem gleichen Reiz konfrontiert, verringert sich dessen Neuartigkeit bzw. Informationsgehalt für den Organismus fortschreitend bis 'Null'. Analog dazu wird die gemessene physiologische Orientierungsreaktion kontinuierlich schwächer bis hin zu ihrem Verschwinden - der Organismus hat den Reiz habituiert.

Für den Einsatz dieses Paradigmas in sprachpsychologischen Experimenten bedeutet dies, daß die semantischen und physikalischen Komponenten sprachlicher Stimuli im Verlauf einer Trainingsphase durch wiederholte Darbietung habituiert werden, m.a.W. im Gegensatz zur Konditionierung wird hier die Signifikanz eines Reizes systematisch reduziert. Nach Abschluß dieser Trainings- bzw. Habituationsphase führt nun die Darbietung eines neuartigen verbalen Reizes zum Wiederauftreten der OR, deren Intensität und Stärke Aufschluß über den Grad der Abweichung zwischen diesem Teststimulus und dem vorher habituierten Reiz gibt.

Nach diesem Verfahren führte der niederländische Psychologe Evert VAN OLST (1971, 137-147) unter Erfassung der Elektrodermalen Aktivität eine Reihe von Experimenten durch zur Klärung der Frage, ob Veränderungen der phonetischen bzw. der sinnsemantischen Eigenschaften verbaler Stimulierung nach Habituation zum Wiederauftreten der elektrodermalen Orientierungsreaktion führen.

In einem ersten Experiment ließ VAN OLST zehn Vpn 2o verschiedene niederländische Wörter bestehend aus drei Phonemen mit gleichem zentralem Vokal (z.B. 'pap', 'nat' und 'mak') über akustische Darbietung mit einem Interstimulusintervall von 1o Sekunden habituieren. Nach Beendigung der Trainingsphase wurde der Dishabituationseffekt auf das Wort 'pop' mit dem interkonsonantischen Vokal /o/ getestet. Der Habituationseffekt wurde bestimmt durch den Vergleich der durchschnittlichen Reaktionsamplitude während der Trials 18, 19 und 2o mit der Responsestärke auf den ersten Trial; der Dishabituationseffekt wurde festgestellt mittels Vergleich der Reaktionsstärke auf den Testtrial und der durchschnittlichen Amplitude der vorgenannten letzten drei Trainingstrials. Bemerkenswertes Ergebnis ist, daß auf eine signifikante Habituation keine signifikante Dishabituation im 'shift'-Trial folgt.

In einer zweiten Versuchsreihe wurde von den Teilnehmern ein bestimmtes Wort durch 16malige wiederholte akustische Darbietung (Interstimulusintervall: 1o s) habituiert, wobei in einem 17. und 18. Testtrial entweder nach einem Synonym ein Antonym oder nach einem Antonym ein Synonym präsentiert wurde. Sowohl die Habituation als auch die Dishabituation war für beide Gruppen signifikant, unabhängig davon, ob mit Substantiven oder Adjektiven gearbeitet wurde. Da keine Dishabituationsunterschiede zwischen Synonymen und Antonymen feststellbar waren, folgerte VAN OLST, daß Einflüsse spezifischer semantischer Kategorien auf die Dishabituation nicht vorliegen.

Seine Resultate widersprechen in ihren entscheidenden Punkten der SOKOLOVschen Theorie des Orientierungsverhaltens und nehmen unter den Befunden vergleichbarer Habituationsstudien eine Ausnahmestellung ein. Nach SOKOLOV sinkt während der Habituation die physiologische Orientierungsreaktion als Funktion der Stimuluswiederholung, während der der gesamte Informationsgehalt, einschließlich des semantischen Inhaltes bei verbalen Stimuli extrahiert wird, hingegen steigt die OR-Amplitude nach Habituation als Funktion der Veränderung einer oder mehrerer Stimuluseigenschaften. Diese theoretischen Postulate konnten sowohl für nicht-verbale Reize (vgl. SPINKS & SIDDLE, 1976) als auch für verbale Stimuli (vgl. HULSTIJN,1979; SIDDLE et al., 1979; SIDDLE & SPINKS, 1979) empirisch verifiziert werden.

Anders als VAN OLST arbeiteten SIDDLE et al. (1979) mit größeren Interstimulusintervallen von 2o, 3o, 4o und 5o sec. und einer zusätzlichen Kontrollgruppe, die keiner experimentellen Variation unterzogen wurde. Im ersten von drei Experimenten habituierten drei Versuchsgruppen à 16 Vpn über 12 Trainingstrials ein visuell dargebotenes Substantiv. Zur Prüfung der Hypothese, daß die Höhe einer auf einen Teststimulus folgenden OR in positiver Beziehung zum Ausmaß dieser Veränderung steht, wurde in einer Versuchsgruppe der Wortbedeutungswechsel vom Habituationsstimulus ('pillow') auf den Teststimulus ('quilt') innerhalb einer taxonomischen Kategorie vollzogen und in der zweiten Gruppe der Bedeutungswechsel von einer speziellen taxonomischen Klasse auf eine andere ('hair') vorgenommen. In der Kontrollgruppe waren Habituations- und Testwort identisch. Die Dishabituationsunterschiede zwischen den drei Gruppen waren signifikant, d.h. je größer die Bedeutungsveränderung ist, desto größer fällt die elektrodermale OR aus. Zusätzlich zu unterschiedlichen Bedeutungsveränderungen wurde in einem zweiten Versuch eine phonetisch-akustische Veränderung als weiterer Faktor eingeführt, der aber keinen signifikanten Effekt, weder allein noch in Interaktion mit dem semantischen Faktor, zeigte.

Dieser Befund unterstreicht deutlich den besonderen Charakter sprachlicher Stimulierungen: im Vergleich zu nicht-sprachlichen Reizen sind die semantischen Eigenschaften der Sprache von besonderer Relevanz für den menschlichen Organismus.

Im Unterschied zum ersten Experiment habituierten 48 Vpn in einem dritten Versuch nicht ein einzelnes Wort, sondern verschiedene Wörter aus einer taxonomischen Kategorie. Gruppe 1 erhielt vier verschiedene Namen von Automobilmarken, Gruppe 2 vier verschiedene englische Städtenamen und Gruppe 3 als Kontrollgruppe vier weitere verschiedene Städtenamen zur Habituation dargeboten. Ein Städtename aus der Kontrollgruppe wurde als Teststimulus für alle Versuchsgruppen verwendet, so daß sich für die erste Gruppe ein Bedeutungs- und Kategorienwechsel, für die zweite Gruppe nur ein Bedeutungswechsel und für die dritte Gruppe keine Veränderung ergab. Die Auswertung zeigte signifikante Unterschiede zwischen Gruppe 1 und 2 sowie zwischen Gruppe 1 und der Kontrollgruppe; Gruppe 2 und die Kontrollgruppe differierten nicht, was darauf hinweist, daß unter diesen Bedingungen Veränderungen innerhalb einer taxonomischen Kategorie keine Auswirkungen auf die Dishabituation zeigen.

SIDDLEs experimentelle Ergebnisse stehen trotz der unterschiedlichen methodisch-theoretischen Herangehensweise in Einklang mit LURIA und VINOGRADOVAs Befunden. Zum einen bestätigen sie die dominierende Relevanz des semantischen Gehalts sprachlicher Stimuli für den menschlichen Organismus, und zum anderen wird auch hier der strukturelle und dynamische Aufbau der semantischen Systeme widergespiegelt.

Aus neuropsychologischer Sicht sind SIDDLEs Befunde folgendermaßen zu interpretieren: Im ersten Experiment wird durch die Bedeutung des Habituationswortes ein relativ eng umrissenes, selektives und spezifisches System von semantischen Verbindungen angesprochen. Der über die Stimuluswiederholungen zu beobachtende Habituationseffekt betrifft am stärksten das Zentrum dieses Systems, d.h. die kritische Wortbedeutung; je weiter nun die Testwörter in ihrem semantischen Gehalt von diesem Zentrum entfernt lokalisiert sind, desto größer wird auch deren Signifikanz für den Organismus, was sich in einer entsprechend großen OR-Amplitude niederschlägt. Durch die Darbietung verschiedener, aus einem konzeptuellen Bereich stammender Stimuli wird im dritten Experiment ein wesentlich weiter gefaßtes und unspezifischer gestaltetes semantisches

System angesprochen, dessen Zentralregion in diesem Fall durch eine ganze taxonomische Kategorie repräsentiert wird. Der Habituationseffekt betrifft hier die taxonomische Klasse insgesamt, was zur Folge hat, daß die Darbietung von Testwörtern, die dieser Bedeutungskategorie angehören, zu keiner Dishabituation führt. Wie in den Arbeiten zur klassischen Konditionierung gestattet es die Methode der Habituation-Dishabituation Unterschiede zwischen verschiedenen sprachlichen Inhalten meßbar zu machen, die nicht unbedingt der jeweiligen Vp bewußt sein müssen.

Weitere experimentelle Forschungsarbeiten, die die kognitive Struktur und Organisation von Sprache unter Einbeziehung psychophysiologischer Meßmethoden aufzudecken versuchen, sind im Bereich des 'verbalen Lernens' angesiedelt. Die Gemeinsamkeit der im folgenden geschilderten Experimentalstudien besteht in der Verwendung von Designs aus der Kurzzeit-Gedächtnisforschung, die besonders auf das sogenannte BROWN-PETERSON-Paradigma (vgl. PETERSON & PETERSON, 1959) rekurrieren. Nach diesen Verfahrensweisen werden Dreier- oder Vierergruppen von Wörtern, die sich in semantischer Hinsicht ähneln, zum Lernen dargeboten. Um die Lernaufgabe zu erschweren, wird den Vpn für die Zeit zwischen der Darbietung eines Stimulusblocks und der Überprüfung der Erinnerungsleistung, dem 'recall', eine mentale Aufgabe, z.B. 1o - 2o Sekunden lang Rückwärtszuzählen, gestellt. Sind drei bis fünf dieser Lerntrials durchlaufen worden, wird in einem anschließenden Testtrial ein Stimulusblock präsentiert, der sich inhaltlich von den vorhergegangenen unterscheidet.

Es ist zu beobachten, daß im Verlauf der Lerntrials die Erinnerungsleistung stetig abnimmt und nach dem Wechsel auf die Teststimuli wieder sprunghaft ansteigt. Dieses Phänomen wird darauf zurückgeführt, daß die Ähnlichkeit der Trainingswörter zu ihrer kategorialen Speicherung innerhalb eines Systems von semantischen Verbindungen führt. Bei der Erinnerung stören sich diese Bedeutungen aufgrund ihrer Nähe gegenseitig, es kommt zu Interferenzen. Die Testwörter dagegen werden aufgrund ihrer inhaltlichen Andersartigkeit in einer anderen Kategorie gespeichert, Interferenzen treten also nicht auf, und die Behaltensleistung steigt an (vgl. hierzu besonders: WICKENS, 197o und 1972).

YUILLE und HARE (198o) präsentierten zehn Vpn visuell in neun Trials je drei Substantive, wobei die ersten vier Triaden verschiedene Wörter aus der Bedeutungskategorie 'Tiernamen' beinhalteten, im fünften Trial ein Wechsel auf die Kategorie 'Obst' und schließlich im neunten Trial ein 'shift' zurück zur Klasse der Tiernamen vollzogen wurde; eine Kontrollgruppe von weiteren zehn Teilnehmern rezipierte ebenfalls neun Worttriaden jedoch ohne einen Wechsel der semantischen Kategorie. Jede Stimulustriade wurde den Vpn durch einen Warnton angekündigt. Als abhängige Variablen wurden nach einer Behaltensperiode von 15 Sekunden, in der die Vpn laut rückwärtszählen mußten, die Recall-Leistung ermittelt und die Biosignale 'Herzfrequenz', 'EDA', 'Vasomotorische Aktivität' und 'Lidschlagfrequenz' gemessen. Die Ergebnisse zum Behalten zeigen den typischen Verlauf, d.h. bei den kritischen Trials fünf und neun verbessert sich, anders als in der Kontrollgruppe, die Behaltensleistung signifikant. Die Auswertung der physiologischen Daten ergab generell signifikante Unterschiede zwischen den Trials mit der intraindividuell besten und der schlechtesten Behaltensleistung. Die an sich zu erwartenden Signifikanzen zwischen den Gruppen sowohl in der Präsentations- als auch in der Behaltensphase blieben aufgrund entscheidender methodischer Mängel aus, worauf an dieser Stelle nicht im einzelnen kritisch eingegangen werden soll. Beispielhaft sei hier erwähnt, daß ein 1ooo Hz Ton von 8o dB einen erheblichen konstanten Fehler in die abhängigen physiologischen Variablen hineinträgt und so die von der experimentellen Variation herbeigeführten Effekte maskiert bzw. verfälscht.

Die negativen Auswirkungen, die ein Signal- oder Warnton vor der Präsentation einer verbalen Stimulusgruppe auf die Interpretierbarkeit der physiologischen Meßergebnisse hat, lassen sich aus WILSONs (1984) Experimentalergebnissen klar ablesen. Die Verbesserung der Behaltensleistung ist in seinem Experiment allein auf den semantischen Kategorienwechsel (von Tiernamen auf Namen von Körperteilen und vice versa) zurückzuführen; die Tondarbietung beeinflußt dagegen die Ergebnisse des Recalls eher negativ.

Daß Korrelationen zwischen der mit dem semantischen Kategorienwechsel induzierten Aufmerksamkeitssteigerung, die durch die Elektrodermale Aktivität erfaßt werden kann, und der Verbesserung der Behaltensleistung bestehen - ein Zusammenhang auf den auch WARREN und HARRIES (1975) hinweisen -, zeigen SIDDLE und KROESE (1982) mit einem stringenteren experimentellen Vorgehen.

Zum Abschluß dieses Kapitels soll noch eine Studie kurz vorgestellt werden, in der die Messung der EDA unter informationstheoretischen Implikationen eingesetzt wurde. Sie scheint zudem deshalb erwähnenswert, weil in dieser Arbeit statt diskreter Wortstimuli ein vollständiger Satz von den Versuchsteilnehmern rezipiert und verarbeitet wird. *) VELDEN (1974) bestimmte für einen deutschen Satz mit geringer affektiver Tönung den Informationsgehalt pro Wort in Bit: "Neulich (16,5) stellte (13,1) ich (4,8) auf (1,6) recht (12,6) dramatische (6,1) Weise (o,6) fest (2,2), daß (o,3) ein (4,2) Motorrad (14,8) keinen (13,1) Rückwärtsgang (11,3) hat (1,2).". Dieser Satz wurde in 14 Schritten 48 Vpn visuell dargeboten; das erste Wort 9,3 sec. lang, nach einer Pause von 1,2 sec. das erste und zweite Wort 9,3 sec. lang, usf. Während jeder Projektion wurde jeweils die erste auftretende elektrodermale Orientierungsreaktion (EDR-OR) erfaßt. VELDEN konnte einen signifikanten Zusammenhang zwischen der Größe der jeweiligen OR-Amplitude und der Differenz des Informationsgehaltes zwischen dem neu hinzugetretenen und dem vorhergehenden Wort feststellen. Die phasische EDA-OR kann somit im Sinne der SOKOLOVschen Theorie als Informationsindikator aufgefaßt werden, der den Grad neuer sprachlich vermittelter Information reflektiert.

---

*) Der Vollständigkeit halber sei an dieser Stelle noch auf eine sprachpsychologische Studie von BEVER et al. (1969) verwiesen, die die Effekte syntaktischer Satzstrukturen auf die Wahrnehmung mit Hilfe der elektrodermalen OR untersucht.

3.4 Zusammenfassung

Die in diesem Kapitel referierten Experimentalstudien befaßten sich mit der Wirkung sprachlicher Stimulation auf den Menschen. In den verschiedenen Untersuchungen wurde zumeist mit Wortstimuli aus unterschiedlichen lexikalisch-grammatischen Kategorien gearbeitet; experimentelle Variationen auf der Satz- bzw. Textebene bildeten eher die Ausnahme.

Das Erkenntnisinteresse richtete sich im wesentlichen zum einen auf das mit der sprachlichen Wahrnehmung verbundene emotional-affektive Erleben und zum anderen auf die Erforschung der innerorganismischen Repräsentation, Organisation und Verarbeitung semantischer Strukturen. Allen geschilderten Experimenten gemeinsam ist die Anwendung psychophysiologischer Meßmethoden, hier vor allem die Erfassung der Elektrodermalen Aktivität, zur Beobachtung des rezeptiven Sprachverhaltens.

Unabhängig von der jeweiligen psychologischen Interpretation liegen den erfaßten physiologischen Veränderungen in Abhängigkeit von der experimentellen Variation unterschiedliche nervöse Erregungsgrade zugrunde. Diese meßbaren Aktivitäts- bzw. Erregungssteigerungen können auf der Verhaltensebene als selektive Aufmerksamkeitsveränderungen aufgefaßt werden, die durch die Neuartigkeit und die Bedeutsamkeit einer sprachlichen Stimulation bedingt sind.

Solche experimentell induzierten Aufmerksamkeitsveränderungen müssen dem wahrnehmenden Menschen nicht notwendigerweise bewußt sein; grosso modo führen derartige Aufmerksamkeitssteigerungen zu einer erhöhten Leistungsbereitschaft bzw. -fähigkeit des Organismus, welche sich beispielsweise in einer verbesserten sprachlichen Informationsverarbeitung und Gedächtnisleistung äußern kann.

ZWEITER TEIL :

EXPERIMENTE ZUR REZEPTION GESPROCHENER UND GESCHRIEBENER TEXTE - MESSUNG VON AUFMERKSAMKEIT UND BEHALTENSLEISTUNG

0 EINLEITUNG - FRAGEINTERESSE, VERSUCHSPLANUNG UND VERSUCHSDURCHFÜHRUNG

In diesem Teil werden fünf der von uns durchgeführten Experimente vorgestellt. Die Ergebnisse dieser Experimente bereichern nach unserer Meinung bereits die Kenntnisse über Wirkungszusammenhänge. Doch sind die Ergebnisse selbst nicht der Grund für die getroffene Auswahl. Vornehmlich wollen wir an Beispielen verdeutlichen, wie die wichtigsten, den Rezeptionsprozeß beeinflussenden Faktoren experimentell isoliert und in ihrer Wirkung untersucht werden können.

Experimentelle Wirkungsforschung ist aufgrund ihrer instrumentellen Ausrichtung weitgehend ans Labor gebunden. Soll sie trotzdem zu realistischen Ergebnissen führen, also zu Ergebnissen, die auf alltägliche Rezeptionssituationen bezogen werden dürfen, so ist insbesondere der Auswahl des Stimulusmaterials besondere Sorgfalt zu widmen. Die Ende des ersten Teils geschilderten Studien unterscheiden sich, ganz abgesehen vom Frageinteresse, fast ausnahmslos in Hinblick auf das Stimulusmaterial von unseren Experimenten. Die überwiegende Mehrzahl dieser Studien ist dadurch gekennzeichnet, daß isolierte verbale Stimuli (Wörter, kurze Sätze) dargeboten und daraufhin auftretende lokalisierbare Reaktionen gemessen wurden. Wir arbeiten dagegen mit Texten, die durch einen wesentlich höheren Komplexitätsgrad charakterisiert sind und deren Rezeptionsdauer mehrere Minuten beträgt. Dabei wird kontinuierlich die Messung der psychophysiologischen Reaktionen vorgenommen. Und schließlich sind die Grundtexte eines jeden Experimentes natürlich, d.m. vorgefunden und nicht eigens konstruiert.

Die nun im Experiment variierbaren Faktoren sind recht vielschichtig. Sie finden sich im Textmaterial selbst, dann im Modus der Textdarbietung und schließlich in der Rezeptionssituation und im Zustand des Rezipienten. Zu jedem dieser Bereiche zeigen wir Möglichkeiten der Isolierung und Variierung einzelner Faktoren. Wir verbinden damit aber keineswegs den Anspruch, bereits den Weg zu einer schlüssigen Taxonomie der

Wirkungsfaktoren gewiesen zu haben, sondern betonen noch einmal, daß wir die Grundsätze der experimentellen Erfassung von Wirkungszusammenhängen anhand unserer konkreten Arbeit illustrieren wollen.

Hinter der von uns vorgenommenen experimentellen Variation steht durchgängig die Absicht, die Aufmerksamkeit und in der Folge die Behaltensleistung des Rezipienten zu beeinflussen. Dazu wird der Faktor 'Textgestaltung' durch die Manipulation aufmerksamkeitserzeugender Mittel auf drei Ebenen variiert. Die erste Ebene betrifft die verbale Gestaltung des Textes. So werden in Experiment 1 eine Vielzahl aufmerksamkeitserzeugender Formulierungen, in Experiment 2 dann einzelne rhetorische Figuren eingesetzt. Die zweite Ebene betrifft die sprecherische Gestaltung des Textes. So wird in Experiment 3 der Text in verschiedenen Intonationsformen und Sprechgeschwindigkeiten dargeboten. Die dritte Ebene betrifft die formale Gestaltung des Textes. In Experiment 4 werden graphische, in Experiment 5 formal-verbale Textvarianten verwendet.

Der Faktor 'Modus der Textdarbietung' ist an alltäglichen Rezeptionsbedingungen orientiert. Üblicherweise werden Texte durch Zeitungen, Zeitschriften und Bücher, durch Radio, Tonband und Plattenspieler, durch Fernsehen und Videokassetten sowie durch Referate und Vorträge übermittelt. In Experiment 1 werden die Texte den Versuchspersonengruppen schriftlich, über Tonkonserve und im Live-Vortrag dargeboten. Experiment 4 benutzt Texte in schriftsprachlicher, Experiment 2, 3 und 5 in sprechsprachlicher Modalität.

Der Faktor 'Rezeptionssituation' ist von allen Faktoren wahrscheinlich der unübersichtlichste. Wir haben uns auf den für die Behaltensleistung wohl wichtigsten Aspekt, nämlich die Haltung des Rezipienten zur ihm gestellten Aufgabe, konzentriert. In Experiment 4 und 5 wird diese Haltung durch unterschiedliche Instruktionen beeinflußt.

Da die Experimente unter weitgehend übereinstimmenden Bedingungen an unserem Institut durchgeführt wurden, sei das den Experimenten methodisch Gemeinsame hier zusammengefaßt und den Einzeldarstellungen vorausgeschickt.

Alle Versuchsteilnehmer waren Studenten der sozialwissenschaftlichen Fakultät der Universität München und hatten als Muttersprache Deutsch. Sie wurden mittels Zufallsauswahl bestimmt,und ihre Teilnahme erfolgte ausschließlich auf freiwilliger Basis. Dies ist wichtig für die Messung der EDA, da die Rekrutierungsmethoden durch Bezahlung oder durch Zwang die Meßergebnisse in den Versuchsanordnungen durchaus negativ beeinflussen können (vgl. KOTSES et al., 1974).

Für alle Experimente wurden zwei aneinandergrenzende Räume benutzt, ein Meßraum, in dem sich die technischen Einrichtungen befanden und ein Versuchsraum für die Vpn (Raumtemperatur: ca. 20° C; relative Luftfeuchtigkeit: ca. 60%; Beleuchtung: künstliches Licht). Es wurde darauf geachtet, die klimatischen Bedingungen im Versuchsraum konstant zu halten, da größere Schwankungen einen unkontrollierbaren Einfluß auf die Meßwerte ausüben können (vgl. FISHER & WINKEL, 1979; WATERS et al., 1979). Über eine Beobachtungskamera (SONY), einen Monitor (SONY) und über eine Gegensprechanlage war die ständige audio-visuelle Kontrolle der Vpn im Versuchsraum gewährleistet.

Die Messung der physiologischen Daten erfolgte mit einem ZAK-Psychophysiographen (PPG) und wurde im Papierstreifenmodus mehrkanalig aufgezeichnet. Im weiteren werden die gemessenen physiologischen Signale und die verschiedenen Modi ihrer Erfassung aufgelistet:

1. Die phasischen Hautleitfähigkeitsänderungen (SCR) wurden über einen EDA-Verstärkereinschub mit Ag/AgCl-Elektroden (0.6 cm^2) der Firma HELLIGE gemessen. Die tonischen Hautleitfähigkeitsänderungen (SCL) wurden simultan in Sekundenabständen mitaufgezeichnet. Meßtechnisch wurde nach dem 0,5 Volt-Konstant-Spannungs-Prinzip vorgegangen. Die Ableitung an der nicht-dominanten Hand erfolgte bipolar im Abstand weniger Zentimeter vom Daumenballen (thenar) und vom gegenüberliegenden proximalen Drittel des Kleinfingerballens (hypothenar). Die Haut wurde mit reinem Benzin gereinigt und als Elektrolyt wurde eine spezielle hypotonische Elektrodencreme*) benutzt.

---

*) Da eine hypotonische Elektrodencreme im Handel nicht erhältlich war, wurde den Vorschlägen von FOWLES et al.

2. Die Respiration wurde über einen BIO-Verstärkereinschub mit einem ZAK-Atemgürtel gemessen, der unterhalb des Brustbeins angelegt wurde.
3. Die Messung der Augenbewegungen (EOG) in den Experimenten 1 und 4 wurde über einen zweiten BIO-Verstärkereinschub mit Ag/AgCl-Miniaturelektroden der Firma BECKMAN durchgeführt. Es handelte sich um binokulare Messungen mit unipolaren Ableitungen (vgl. HEYDEN, 1979a, 138ff.), bei der die differenten Elektroden neben den äußeren Augenwinkeln appliziert wurden und die indifferente Elektrode oberhalb der Nasenwurzel angebracht war. Die Hautreinigung wurde mit 7o%-igem Alkohol vorgenommen und als Elektrolyt wurde eine hypertonische Elektrodencreme (SYNAPSE; MED-TEK Corp.) verwendet.

Für die Datenauswertung wurden einheitliche Verfahren benutzt. Um einen interindividuellen Vergleich der SCR-Frequenz zu gewährleisten, wurde eine Standardisierung der Rohwerte vorgenommen. Pro Vp wurden danach nur jene SCR in die Gesamtauswertung einbezogen, die die folgenden Kriterien erfüllten:

- Die Steigung einer SCR muß o,o7 µS/sec. überschreiten.
- Das Höhenlimit einer SCR sollte mindestens 33% des algebraischen Mittelwerts aller SCR-Amplituden einer Vp betragen.

Die SCL-Werte dienten zur Kontrolle der tonischen Aktiviertheit über den gesamten Versuchsverlauf und wurden nur global in die Auswertung einbezogen.

Die gewonnenen Daten über Atemfrequenz und Atmungstiefe wurden zur Artefaktkontrolle der phasischen Hautleitfähigkeitsänderungen (SCR) herangezogen.

Die in den Leseexperimenten erhobenen Daten der EOG-Messung dienten zur Ermittlung der Lesezeiten und zur Kontrolle, ob der Text in allen seinen Teilen tatsächlich nur einmal gelesen wurde.

Generell wurden in allen Versuchen die Teilnehmer aufgefordert, an einem Tisch im Versuchsraum Platz zu nehmen und eine möglichst bequeme Sitz- und Rezeptionsposition zu wählen. Nach Applikation der Elektroden und des Atemgürtels begannen die Ex-

---

(1981) folgend eine ca. o,o6 molare Elektrodencreme selbst hergestellt. An dieser Stelle sei der Firma PARKE, DAVIS & COMPANY, München/Freiburg, und besonders Frau Christine GANSEN, Köln, für die freundliche Beratung und fachliche Unterstützung gedankt.

perimente mit einer Eingewöhnungsphase. Die Vpn konnten sich mit der Experimentalsituation vertraut machen; zur gleichen Zeit wurde die jeweilige optimale Einstellung und Nachjustierung der Meßverstärker vorgenommen. Während dieser Eingewöhnungsphase, die ca. 10 - 15 min. dauerte, wurde den Versuchsteilnehmern ein Probetext zum Lesen bzw. Hören präsentiert.

Den Lesergruppen wurden die Versuchsinstruktionen sowie die Experimentaltexte in einer Ringbuchmappe vorgelegt. Die Texte waren maschinenschriftlich in anderthalbzeiligem Abstand mit dem Schrifttyp 'Delegate 10' abgefaßt. Auf ein Hupsignal hin öffneten die Vpn die Ringbuchmappe und begannen mit dem Lesen der jeweiligen Instruktion und des entsprechenden Experimentaltextes.

Demgegenüber erfolgte die Darbietung der Instruktionen und des Stimulusmaterials für die Hörergruppen über ein Tape-Deck (TANDBERG, TCD 310 Mk II), einen Verstärker (NAD, model 200) und über einen im Versuchsraum aufgestellten Lautsprecher (PHILIPS, type F 9227/00R, 35/60 Watt) mit ausreichender Lautstärke. Für die akustischen Darbietungen wurden die verschiedenen Textversionen von geschulten Sprechern*) zeitgleich und mit gleicher angemessener Intonation und Sprechgeschwindigkeit reproduziert. Es ist jedoch auf zwei Ausnahmefälle hinzuweisen: In Experiment 1 wurde einer der Hörergruppen der Text in einem Live-Vortrag durch einen Sprecher, der der Vp in einer Face-to-Face-Situation im Versuchsraum gegenüber saß, nahezu zeitgleich dargeboten; in Experiment 3 wurden die Intonation und die Sprechgeschwindigkeit als unabhängige Faktoren variiert.

Nach Beendigung der Rezeptionsphase wurden den Teilnehmern standardisierte Fragebögen zum Inhalt des Textes vorgelegt, um die jeweilige Behaltensleistung zu erfassen.Die Auswertung erfolgte nach einem festgelegten Punktesystem, wobei vollständig beantwortete Fragen mit zwei Punkten, teilweise richtig beantwortete Fragen mit einem Punkt und falsch bzw. nicht beantwortete Fragen mit null Punkten gewichtet wurden.

---

*) Für die sprecherischen Realisationen der Texte sei Frau Sigrid NARJES, M.A., und Herrn Dr. Gerhard SCHMID, Mitarbeiter des Instituts für Phonetik und Sprachliche Kommunikation, München, herzlich gedankt.

Die statistische Datenanalyse für die gewonnenen physiologischen Meßdaten und die Daten zur Behaltensleistung wurden in allen Experimenten mit einer ein- bzw. zweifaktoriellen Varianzanalyse für unabhängige Stichproben (feste Effekte) durchgeführt. Obwohl diese Varianzanalysen bei Vorliegen gleicher Zellfrequenzen sehr robust gegenüber Verletzungen der Varianzhomogenitäts- und/oder Normalitätsannahme sind, wurden beide Voraussetzungen jeweils mittels BARTLETT-Test und KOLMOGOROV-SMIRNOFF-Test für sämtliche Stichproben überprüft (vgl. hierzu auch: 2.4.2.1, erster Teil). Die Annahme der Normalität und der Varianzhomogenität war in allen Fällen gerechtfertigt.

Abschließend ist noch darauf hinzuweisen, daß die Diskussion der Ergebnisse der Korrelationsanalysen für die abhängigen Variablen zusammenfassend für alle fünf Experimente in Kapitel 6 vorgenommen wird.

1 DER EINFLUSS AUFMERKSAMKEITSERZEUGENDER MITTEL BEI VISUELLER, AUDITIVER UND AUDIO-VISUELLER TEXTDARBIETUNG (EXPERIMENT 1)

1.1 Fragestellung und Hypothesen

Im Zentrum der Untersuchung steht die Frage, wie sich Textgestaltung und Darbietungsmodus auf die Aufmerksamkeit und die Behaltensleistung eines Rezipienten auswirken. Es wurden zwei Texte erstellt, die sich hinsichtlich ihrer Texttiefenstruktur *) gleichen, sich aber in Hinsicht auf den Einsatz aufmerksamkeitserzeugender Mittel unterscheiden. Diese Texte wurden den Versuchsgruppen visuell, auditiv und audio-visuell dargeboten.

Folgende Hypothesen sollten geprüft werden:

1. Ein mit aufmerksamkeitserzeugenden Mitteln gestalteter Text verstärkt die Aufmerksamkeit und verbessert die Behaltensleistung des Rezipienten.
2. Der Modus der Textdarbietung beeinflußt den Grad der Aufmerksamkeit und die Behaltensleistung des Rezipienten.
3. Die Faktoren 'Textgestaltung' und 'Darbietungsmodus' stehen hinsichtlich ihres Einflusses auf den Aufmerksamkeitsgrad und die Behaltensleistung in Interaktion.

1.2 Stimulusmaterial, Versuchspersonen und Versuchsdurchführung

Da in diesem Experiment der Einfluß von Textstrukturmerkmalen gemessen werden sollte, erschien es ratsam, einen Text auszuwählen, von dessen Inhalt eine Emotionalisierung der Vpn

*) Die Annahme der Identität der Texttiefenstrukturen wird durch die Möglichkeit identischer thematischer oder titelartiger Kurzfassungen und lexikalisch unabhängiger identischer Memorierungen beider Texte gestützt (LEWANDOWSKI, 198o, 999).

nicht zu erwarten war. *) Die Forderung wird von einem geographischen Sachtext erfüllt.

Das ausgewählte Textmaterial (Version 1) wurde in einer zweiten Version mit aufmerksamkeitserzeugenden Gestaltungsmitteln aufbereitet (Überschriften - Zusammenfassung wesentlicher inhaltlicher Punkte am Ende des Textes - Metaphern - Direkte Ansprachen - etc.) und bezüglich der Wortanzahl der ersten Version (314 Wörter) angeglichen.

Version 1 (Textauszug):

"Nordamerika besitzt eine Küste, die durch zahlreiche Inseln und Halbinseln reich gegliedert und im Verhältnis zur Landfläche recht lang ist. Besonders zum Atlantik hin öffnet sich der Kontinent. Große Buchten liegen hier und alle großen Ströme münden in den Atlantik. Man könnte sagen, das Gesicht Nordamerikas ist Europa zugewandt. So fanden die ersten Seefahrer, die von Europa aus in den neuen Kontinent aufbrachen, günstige Anlegeplätze nach ihrer gefahrvollen Reise. Diese natürlichen Bedingungen förderten die Erforschung des Landes. Am Atlantik nutzten die ersten Siedler die Küstengestalt dazu, eine Vielzahl von Häfen anzulegen und entlang der Flüsse weit ins Landesinnere vorzudringen. Das Landesinnere wird vom Mississippi durchflossen, mit über 4ooo Kilometern einer der längsten Ströme der Erde."

Version 2 (Textauszug):

"Drei Besonderheiten Nordamerikas.
Das ist das Thema, über das ich jetzt kurz mit Ihnen sprechen will. Zuerst: die geographische Lage. Was, glauben Sie wohl, hat sich der Geograph gedacht, wenn er sagt: 'Das Gesicht Nordamerikas ist Europa zugewandt'. Nun er beschreibt damit, daß sich besonders zum Atlantik hin der Kontinent öffnet. Große Buchten liegen hier, alle großen Ströme münden in den Atlantik. Am Atlantik nutzten die ersten Siedler die Küstengestalt dazu, eine Vielzahl von Häfen anzulegen und entlang der Flüsse weit ins Landesinnere vorzudringen. Das Landesinnere wird vom Mississippi durchflossen, mit über 4ooo Kilometern einer der längsten Ströme der Erde. Stellen Sie sich diesen Fluß in Europa vor: von Stockholm bis Sizilien würde er fließen."

Diese beiden Textversionen wurden in drei Darbietungsmodalitäten den Versuchsteilnehmern dargeboten: als Lesetext, auditiv via Tonband und audio-visuell in einem Live-Vortrag.

Insgesamt wurden 24 Versuchsteilnehmer im Alter zwischen 2o

---

*) Da die Beurteilung des Emotionalisierungsgehaltes und des Interessantheitsgrades von Texten einer interindividuellen Variation unterliegt, wurde, um eine angemessene Objektivität der Textauswahl zu gewährleisten, die Auswahl von vier Beurteilern vorgenommen.

und 29 Jahren ($\bar{x}$=23,7; s=2,5) herangezogen. Sie wurden in Abhängigkeit von den beiden Faktoren 'Textart' und 'Darbietungsmodus' in sechs Versuchsgruppen zu je vier Vpn aufgeteilt (s. Abb. 1.1).

Nach der Elektrodenapplikation - zum Zwecke der Konstanthaltung der Versuchsbedingungen für alle Gruppen wurden die EOG-Elektroden den nicht-lesenden Vpn ebenso appliziert - und der Eingewöhnungsphase wurden die Hörer- bzw. Lesergruppen vom Versuchsleiter (Vl) instruiert, sich ruhig und entspannt hinzusetzen, unnötige Körperbewegungen zu vermeiden und dem Text aufmerksam zuzuhören bzw. den Text aufmerksam einmal durchzulesen.

1.3 Ergebnisse

Die errechneten Mittelwerte der Versuchsgruppen sind in Abbildung 1.1 für die abhängigen Variablen 'SCR-Frequenz', 'Be-

		Darbietungsmodus		
		visuell	auditiv	audio-visuell
Textart	Version 1	$\bar{x}_{scr}$= 11,5 $\bar{x}_{bl}$ = 4,25 $\bar{x}_{rz}$ = 94	$\bar{x}_{scr}$= 18,75 $\bar{x}_{bl}$ = 6,5 $\bar{x}_{rz}$ =175	$\bar{x}_{scr}$= 12,75 $\bar{x}_{bl}$ = 7 $\bar{x}_{rz}$ =174
	Version 2	$\bar{x}_{scr}$= 1o,75 $\bar{x}_{bl}$ = 5,75 $\bar{x}_{rz}$ =128	$\bar{x}_{scr}$= 33,25 $\bar{x}_{bl}$ = 7,75 $\bar{x}_{rz}$ =177	$\bar{x}_{scr}$= 26,75 $\bar{x}_{bl}$ = 7,5 $\bar{x}_{rz}$ =177

$\bar{x}_{scr}$: mittlere SCR-Anzahl
$\bar{x}_{bl}$: mittlere Behaltensleistung
$\bar{x}_{rz}$: mittlere Rezeptionszeit in sec.

Abb. 1.1: Tafel der errechneten Gruppenmittelwerte

haltensleistung' und 'Rezeptionszeit' *) zusammengestellt. Abbildung 1.2 repräsentiert die Ergebnisse der 2 x 3 faktoriellen Varianzanalyse für die abhängige Variable 'Grad der Aufmerksamkeit', gemessen durch die Anzahl der SCR.

Quelle der Variation	SAQ	FG	MQ	F-Wert	kritischer Tafelwert (α= .o5)	Ergebnis der Signifikanzprüfung
Gesamt	32o8,96	23				
Zeilen (Textart)	513,38	1	513,38	6,15	4.41	s. (p< .o25)
Spalten (Darbietungsmodus)	892,58	2	446,29	5,35	3.55	s. (p< .o2)
Zeilen x Spalten	3oo,25	2	15o,13	1,8o	3.55	n.s.
Innerhalb	15o2,75	18	83,49			

Abb. 1.2: Tafel der Varianzanalyse für den Grad der Aufmerksamkeit

Die Analyse brachte folgende Ergebnisse:

1. Der Haupteffekt des Zeilenfaktors (Textversion) ist signifikant.
2. Der Haupteffekt des Spaltenfaktors (Darbietungsmodus) ist signifikant.
3. Es existiert keine signifikante Interaktion zwischen Textversion und Darbietungsmodus.

Um den Effekt des Darbietungsmodus näher zu bestimmen, wurde der TUKEY-Test durchgeführt (vgl. DIEHL, 1979, 92ff.). Die Er-

*) Die Rezeptionszeiten für die Tonband-Gruppen und die Live-Vortrags-Gruppen sind nahezu gleich; für die Lesergruppen variieren sie jedoch, da die Lesegeschwindigkeit interindividuellen Schwankungen unterworfen ist und zugleich vom Stimulusmaterial abhängt.

gebnisse finden sich in Abbildung 1.3.

Vergleich	/Differenz/	kritische Differenz (α= .o5)	Signifikanz
$\bar{x}_1 - \bar{x}_2$	14,87		ja
$\bar{x}_1 - \bar{x}_3$	8,63	11.66	nein
$\bar{x}_2 - \bar{x}_3$	6,25		nein

$\bar{x}_1$: durchschnittliche SCR-Anzahl der Lesergruppen

$\bar{x}_2$: durchschnittliche SCR-Anzahl der Tonband-Gruppen

$\bar{x}_3$: durchschnittliche SCR-Anzahl der Live-Vortrags-Gruppen

Abb. 1.3: Ergebnisse des TUKEY-Tests für den Grad der Aufmerksamkeit

Ein signifikanter Unterschied im 'Grad der Aufmerksamkeit' zeigt sich zwischen der Lesergruppe und der Tonband-Gruppe.

Für die abhängige Variable 'Behaltensleistung' werden die Ergebnisse der 2 x 3 faktoriellen Varianzanalyse in Abbildung 1.4 veranschaulicht.

Quelle der Variation	SAQ	FG	MQ	F-Wert	kritischer Tafelwert (α= .o5)	Ergebnis der Signifikanzprüfung
Gesamt	93,96	23				
Zeilen (Textart)	7,o4	1	7,o4	2,1o	4.41	n.s.
Spalten (Darbietungsmodus)	25,58	2	12,79	3,82	3.55	s. (p< .o5)
Zeilen x Spalten	1,o8	2	o,54	o,16	3.55	n.s.
Innerhalb	6o,25	18	3,35			

Abb. 1.4: Tafel der Varianzanalyse für die Behaltensleistung

Folgende Effekte wurden festgestellt:

1. Es existiert kein signifikanter Effekt des Zeilenfaktors (Textversion).
2. Der Haupteffekt des Spaltenfaktors (Darbietungsmodus) ist signifikant.
3. Es existiert keine signifikante Interaktion zwischen Textversion und Darbietungsmodus.

Um den Effekt des Darbietungsmodus auf die Behaltensleistung zu bestimmen, wurde der DUNCAN-Test *) durchgeführt (vgl. DIEHL, 1979, 48ff.). Die Ergebnisse werden aus Abbildung 1.5 ersichtlich.

		kleinstes Mittel $\bar{x}_1$	. . . . $\bar{x}_2$	größtes Mittel $\bar{x}_3$
kleinstes Mittel	$\bar{x}_1$=5	-	2.125 (s.)	2.25 (s.)
. . .	$\bar{x}_2$=7.125		-	o.125
größtes Mittel	$\bar{x}_3$=7.25			-

$\bar{x}_1$: durchschnittliche Behaltensleistung der Lesergruppen

$\bar{x}_2$: durchschnittliche Behaltensleistung der Tonband-Gruppen

$\bar{x}_3$: durchschnittliche Behaltensleistung der Live-Vortrags-Gruppen

R_2=1.9o8

R_3=2.oo3

Abb. 1.5: Ergebnisse des DUNCAN-Tests für die Behaltensleistung

*) Den Verfassern ist bekannt, daß die Anwendung des DUNCAN-Tests sehr problematisch ist, da er teilweise zu sehr hohen Fehler-I-Raten führt (vgl. PETRINOVICH & HARDYCK, 1969, 43ff.). Diese Gefahr war jedoch hier minimal, da bei der näheren Untersuchung der Effekte des Darbietungsmodus auf die Behaltensleistung durch den TUKEY-Test der seltene Fall eintrat, daß - trotz einer Signifikanz in der Varianzanalyse - keine signifikanten Unterschiede festgestellt wurden. In zwei von drei untersuchten Mittelwertsdifferenzen, Lesen vs. Tonband-Gruppe (D= 2.125) und Lesen vs. Live-Vortrag (D= 2.25), wurden die Signifikanzen auf dem 5%-Niveau äußerst knapp verpaßt (KD= 2.33). Um nicht in offensichtlichen Widerspruch zu den Ergebnissen der Varianzanalyse zu geraten, schien es angebracht, einen weniger konservativen Test heranzuziehen.

Hinsichtlich der Behaltensleistung der Vpn ergaben sich signifikante Unterschiede zwischen den Lesergruppen und den Tonband-Gruppen sowie zwischen den Lesergruppen und den Live-Vortrags-Gruppen. Zwischen Tonband- und Live-Vortrags-Gruppen ergaben sich dagegen keine signifikanten Unterschiede.

Die auffälligen Unterschiede, die sich zwischen den beiden Lesergruppen bezüglich der Lesedauer ergaben ($\bar{x}_{rz}$= 1:34 und $\bar{x}_{rz}$= 2:o8 min), wurden mit Hilfe des t-Tests für unabhängige Stichproben aus varianzhomogenen Grundgesamtheiten einseitig getestet. Der Unterschied ist jedoch nicht signifikant ($p <$ .15).

Die Korrelation zwischen den beiden abhängigen Variablen 'Grad der Aufmerksamkeit' und 'Behaltensleistung', berechnet mit dem PEARSON-Produkt-Moment-Korrelations-Koeffizienten (DIEHL & KOHR, 1973, 82ff.), ergibt einen Wert von r_{xy}= o.4o43 (x: scr; y: bl) und ist signifikant ($p <$ .o5).

1.4 Diskussion

Die Ergebnisse des Experimentes zeigen, daß sowohl durch die Textgestaltung als auch durch die Art der Textpräsentation eine Verstärkung der Aufmerksamkeit bei einem Rezipienten erzeugt wird.

Die Behaltensleistung wird im wesentlichen durch den Modus der Darbietung bestimmt; es bleibt aber festzuhalten, daß von der Tendenz her auch ein Einfluß der Textgestaltung besteht.

Der Einfluß des Darbietungsmodus auf die Behaltensleistung und die Aufmerksamkeit muß insofern relativiert werden, als die Lesergruppen durchschnittlich weniger Zeit zur Textrezeption benötigten als die auditiven Gruppen. Wie sich dieser Einfluß der Zeit auf die Signifikanzen auswirkt, wäre nur rein spekulativ zu beantworten, da weder SCR-Anzahl noch Behaltensleistung ausschließlich eine Funktion der Zeit sind.

Vielmehr muß konstatiert werden, daß die Texttiefenstruktur und der Textumfang von Text 1 und Text 2 identisch waren, hinsichtlich der Rezeption jedoch zwischen Leser- und Hörergruppen qualitative Unterschiede bestehen. So haben wir es bei den Lesergruppen mit einer Informationsaufnahme über den visuellen Kanal zu tun, bei den Tonband- und den Live-Gruppen mit der Wahrnehmung über den auditiven Kanal *). Dies bedeutet für die auditive Wahrnehmung eine Determination der Rezeptionszeit durch äußere Faktoren (Vortragsdauer), für die visuelle Wahrnehmung hingegen wird die Rezeptionszeit durch die Versuchspersonen individuell bestimmt. Eine zeitliche Relativierung der gewonnenen Daten wäre deshalb äußerst problematisch, denn die interindividuelle Varianz der Lesedauer ist ja gerade diesem Modus immanent.

Erwähnenswert bleibt die Tatsache, daß der mit aufmerksamkeitserzeugenden Mitteln strukturierte Text (Version 2) eine um durchschnittlich 3o sec. längere Rezeptionszeit bedingt. Dieser Unterschied zwischen den beiden Lesergruppen ist zwar nicht signifikant, es kann aber von einem deutlichen Trend gesprochen werden.

---

*) Die Tatsache, daß in den auditiven Gruppen die Informationsaufnahme über den gleichen Wahrnehmungskanal erfolgte, erklärt auch die geringen Unterschiede bezüglich der Aufmerksamkeit und der Behaltensleistung, zumal von dem Sprecher bei den Live-Vortrags-Gruppen auf eine exponierte Mimik, Gestik und auch auf Blickkontakt zu den Vpn verzichtet wurde.

2 DER EINFLUSS VERSCHIEDENER RHETORISCHER STILFIGUREN BEI AUDITIVER TEXTDARBIETUNG (EXPERIMENT 2)

2.1 Fragestellung und Hypothesen

In Experiment 1 wurden aufmerksamkeitserzeugende Mittel global variiert. In diesem Experiment soll nun der Einfluß einzelner rhetorischer Mittel auf die Behaltensleistung und die Aufmerksamkeit eines Hörers untersucht werden.

Es wurden für diese Untersuchung vier Texte erstellt, die sich wie in Experiment 1 hinsichtlich ihrer Texttiefenstruktur gleichen, sich aber in ihrer rhetorischen Gestaltung voneinander unterscheiden. Mit einem einfaktoriellen Versuchsdesign, bei dem die unabhängige Variable 'Textgestaltung' in vier Variationen vorlag, sollte folgende Hypothese geprüft werden:

Rhetorisch verschieden strukturierte Texte bewirken bei einem wahrnehmenden Subjekt eine unterschiedliche Verstärkung der Aufmerksamkeit und eine unterschiedliche Verbesserung der Behaltensleistung.

2.2 Stimulusmaterial, Versuchspersonen und Versuchsdurchführung

Die Auswahl des Textmaterials erfolgte unter den in Experiment 1 beschriebenen Gesichtspunkten. Die Wahl fiel auf eine Kurzbiographie eines Filmregisseurs. Dieser Sachtext wurde dreimal mit jeweils einem rhetorischen Stilmittel aufbereitet und dem Grundtext hinsichtlich der Wortanzahl angeglichen. Die verschiedenen Textversionen werden in Auszügen kurz dargestellt.

Grundtext (GT; 217 Wörter):

"George Pal starb mit 72 Jahren in Santa Barbara, Kalifornien. Als Chefzeichner für die Werbefilmabteilung der Berliner UFA kam der gebürtige Ungar 1929 schon in jungen Jahren zum ersten Mal mit dem Medium Film in engen Kontakt. Pal machte sich bald selbständig, experimentierte viel für Werbefilme mit Puppen und konnte seine so gewonnenen Trickfilmerfahrungen weiter ausbauen, als er 1939 in die USA ging."

Metapher-Text (MP; 222 Wörter):

"Den Puppen aber, mit denen er einst die ersten Schritte auf dem Weg zum Ruhm gemacht hatte, blieb er, auch als er sich dann der Märchenverfilmung zuwandte, sein Leben lang treu. In seinen Märchenfilmen wie 'Der Däumling' und 'Die wunderbare Welt der Brüder Grimm' machte er sie zu gefeierten Stars, zu Rivalinnen der lebenden Filmsterne des jungen Hollywood."

Klimax-Text (KM; 226 Wörter):

"Pal brachte in diese Produktionen nicht nur persönliche Trickfilmerfahrungen ein. Mehr noch, er bemühte sich um exakte wissenschaftliche Untermauerung. Kein geringerer als der Vater der Raumfahrt, Wernher von Braun, war es, den er zu Rate zog. Dadurch hoben sich seine Produktionen von anderen verfilmten Zukunftsvisionen ab."

Inversions-Text (IV; 217 Wörter):

"Er brachte dort seine eigenwilligen Ideen in die Produktion von Science-fiction-Filmen ein. Diese Filme unterschieden sich vor allem durch ihre exakte wissenschaftliche Untermauerung von anderen verfilmten Zukunftsvisionen. Raketen- und Raumfahrtexperten, wie zum Beispiel Wernher von Braun, wurden von Pal schon an den Vorbereitungen zu den Dreharbeiten seines Films 'Destination Moon' mit einbezogen."

Diese Textversionen wurden insgesamt 32 Versuchspersonen im Alter zwischen 19 und 27 Jahren ($\bar{x}$=22,8; s=2,1) via Tonband zur Rezeption dargeboten. Die 32 Versuchsteilnehmer verteilten sich auf vier Gruppen zu je acht Vpn und wurden vom Vl instruiert, sich ruhig und entspannt hinzusetzen, unnötige Körperbewegungen zu vermeiden und dem jeweiligen Text aufmerksam zuzuhören.

2.3 Ergebnisse

Die errechneten Mittelwerte der vier Versuchsgruppen sind in Abbildung 2.1 für die abhängigen Variablen 'Grad der Aufmerksamkeit' und 'Behaltensleistung' zusammengestellt. Dabei steht $\bar{x}_{scr}$ für den Mittelwert der SCR-Anzahl und $\bar{x}_{bl}$ für den Mittelwert der Behaltensleistung.

Textart			
GT	MP	KM	IV
$\bar{x}_{scr} = 9{,}75$	$\bar{x}_{scr} = 9$	$\bar{x}_{scr} = 11{,}88$	$\bar{x}_{scr} = 11{,}25$
$\bar{x}_{bl} = 6{,}19$	$\bar{x}_{bl} = 6{,}19$	$\bar{x}_{bl} = 6{,}94$	$\bar{x}_{bl} = 7{,}69$

Abb. 2.1: Tafel der errechneten Gruppenmittelwerte

Die Ergebnisse der einfaktoriellen Varianzanalyse zeigt Abbildung 2.2 sowohl für die abhängige Variable 'Grad der Aufmerksamkeit' als auch für die abhängige Variable 'Behaltensleistung'. Beide Varianzanalysen brachten keine Signifikanzen.

	Quelle der Variation	SAQ	FG	MQ	F-Wert	kritischer Tafelwert (α= .o5)	Ergebnis der Signifikanzprüfung
Aufmerksamkeitsgrad	Gesamt	1582	31				
	Zwischen den Gruppen	42,13	3	14,o4	o,26	2.95	n.s.
	Innerhalb der Gruppen	1539,88	28	55			
Behaltensleistung	Gesamt	139,5	31				
	Zwischen den Gruppen	12,38	3	4,13	o,91	2.95	n.s.
	Innerhalb der Gruppen	127,13	28	4,54			

Abb. 2.2: Tafel der Varianzanalyse für den Grad der Aufmerksamkeit und für die Behaltensleistung

Da in diesem Experiment mit vier verschiedenen Versuchsleitern gearbeitet wurde, die den Versuch mit jeweils zwei Vpn aus jeder der vier Versuchsgruppen durchführten, wurde eine

Untersuchung des V1-Effekts mittels Varianzanalyse und TUKEY-Test vorgenommen. Für einen V1 ergab sich ein signifikanter Unterschied bezüglich der SCR-Auswertung gegenüber den anderen. Deshalb wurden für die Korrelationsanalyse die Daten dieser Versuchsteilnehmer nicht mit berücksichtigt (also: N=24).

Der PEARSON-Produkt-Moment-Korrelations-Koeffizient beträgt r_{xy}= o.1 (x: scr; y: bl). Da der Wert von r_{xy} nahe null ist, gibt es zwei Möglichkeiten:

1. Es besteht tatsächlich kein Zusammenhang zwischen den beiden Variablen.
2. Es besteht zwischen den beiden Variablen ein kurvilinearer Zusammenhang irgendeiner Art (DIEHL & KOHR, 1973, 1oo).

Die Inspektion des Streuungsdiagramms zeigt einen leichten, umgekehrt U-förmigen Zusammenhang zwischen dem 'Grad der Aufmerksamkeit' (x) und der 'Behaltensleistung' (y). Die Berechnung des ETA-Korrelations-Koeffizienten ergab η_{yx}= o.2 .

2.4 Diskussion

In Experiment 2 wurden verschiedene rhetorische Mittel isoliert dargeboten und hinsichtlich ihrer Wirkung und Einflußnahme auf den Grad der Aufmerksamkeit und die Behaltensleistung untersucht. Die Ergebnisse zeigen zwar keine signifikanten Unterschiede, aber bei einer Betrachtung der Mittelwerte (s. Abb. 2.1) sind gewisse Trends erkennbar. Differenzen zeigen sich auf zwei verschiedenen Ebenen:

- Es unterscheiden sich zum einen GT-Text und MP-Text von KM-Text und IV-Text.
- Zum anderen läßt sich feststellen, daß mit einem niedrigeren Grad der Aufmerksamkeit eine geringere Behaltensleistung und mit einem höheren Aufmerksamkeitsgrad eine größere Behaltensleistung verbunden ist.

Warum sich diese Unterschiede in der Population nicht zeigen, kann im wesentlichen auf zwei Ursachen zurückgeführt werden. Einerseits ist es naheliegend anzunehmen, daß die Strukturierung von Texten mit jeweils nur einem rhetorischen Mittel ungenügend ist und in einer natürlichen Kommunikationssituation kaum anzutreffen ist. *) Andererseits scheint es nachteilig, die intonatorische Gestaltung der sprecherischen Textrealisationen als Störvariable zu betrachten und diese nun durch eine gleichförmige sprecherische Realisation der verschiedenen Texte konstant halten zu wollen. Diese Entscheidung hat zur Folge, daß die sprecherische Gestaltung einem Text nicht immer adäquat ist. So bilden sich bei dem Hörer während der Aufnahme der sprachlichen Information Hemmungen heraus, die die gewünschte Textrezeption erschweren. Die Klanggestalt sollte somit einem Text in jeder Beziehung entsprechen, um die kommunikative Wirkung zu unterstützen und zu ergänzen (FIUKOWSKI et al., 1976, 2o).

---

*) Eine derartige Untersuchung isolierter rhetorischer Stilmittel läßt sich scheinbar nur auf der Satzebene adäquat durchführen.

3 DER EINFLUSS VON TONHÖHENVERLAUF UND SPRECHGESCHWINDIGKEIT (EXPERIMENT 3)

3.1 Fragestellung und Hypothesen

In den Experimenten 1 und 2 wurde unter dem Gesichtspunkt der Aufmerksamkeitserzeugung die verbale Gestaltung von Texten variiert. Obwohl insbesondere Experiment 2 Hinweise darauf gab, daß die verbale und die sprecherische Gestaltung eines Textes grundsätzlich eine Wirkungseinheit bilden, sollen im folgenden Experiment Mittel der sprecherischen Gestaltung isoliert geprüft werden. Ermutigt durch einen Vorversuch *) erwarten wir auf indirektem Wege weitere Einblicke in den Zusammenhang von verbaler und sprecherischer Textgestaltung.

Als Stimulusmaterial diente ein populärwissenschaftlicher Sachtext, der sprecherisch in acht verschiedenen Variationen hinsichtlich Tonhöhenverlauf und Sprechgeschwindigkeit realisiert wurde.

Folgende Hypothesen sollten geprüft werden:

1. Die Ausprägung des Tonhöhenverlaufes beeinflußt beim Hörer den Grad der Aufmerksamkeit und die Behaltensleistung.
2. Die Sprechgeschwindigkeit beeinflußt beim Hörer den Grad der Aufmerksamkeit und die Behaltensleistung.
3. Die Faktoren 'Tonhöhenverlauf' und 'Sprechgeschwindigkeit' stehen hinsichtlich ihres Einflusses auf Aufmerksamkeit und Behaltensleistung in Interaktion.

---

*) In dieser Pilotstudie wurde der Klimax-Text aus Experiment 2 (s. 2.2) mit einem schwach und einem stark exponierten Tonhöhenverlauf sprecherisch realisiert und jeweils vier Vpn (21 - 24 Jahre; $\bar{x}=22,4$ und $s=1,2$) dargeboten. Die Ergebnisse zeigen, daß der Einfluß des stark exponierten Textes in Bezug auf die Aufmerksamkeit signifikant ist ($p< .o4$; t-Test für nicht-korrelierende Stichproben aus varianzhomogenen Grundgesamtheiten). Bezüglich der Behaltensleistung der Vpn wurden keine Signifikanzen festgestellt.

3.2 Stimulusmaterial, Versuchspersonen und Versuchsdurchführung

Der Text wurde den Versuchsgruppen in zwei Tonhöhenverlaufsvarianten (schwach und stark) und in vier verschiedenen Sprechgeschwindigkeiten dargeboten. Die Darbietungszeit des 23o Wörter umfassenden Textes betrug je nach Sprechgeschwindigkeit für die langsame Version (L) 154 sec., für die mittellangsame (ML) 115 sec., für die mittelschnelle (MS) 9o sec. und für die schnelle Version (S) 77 sec. Die vier Varianten mit schwachem Tonhöhenverlauf wurden im Stil der Hörfunk- und Fernsehnachrichten gesprochen, d.h. ohne große Tonhöhenveränderungen, mit gleichbleibendem Rhythmus und einer niedrigeren Lautstärke. Die vier Varianten mit starkem Tonhöhenverlauf entsprachen etwa einem dramatisch, pathetisch gesprochen Vortrag oder einer Lesung, das bedeutete starke Tonhöhenveränderungen, wechselnder Rhythmus und größere Lautstärke.

Ein Auszug des verwendeten Stimulusmaterials soll den Inhalt des Textes verdeutlichen:

"Vor 1oo Jahren gehörte bei uns die Tuberkulose oder Schwindsucht noch zu den Seuchen, die die Bevölkerung bedrohten. Denn sie war die am weitesten verbreitete und am häufigsten zum Tode führende Infektionskrankheit. Noch im letzten Viertel des 19. Jahrhunderts starben in Deutschland jährlich 3oo von 1oo ooo vor allem jüngere und unterernährte Menschen. Tuberkulose war die Volkskrankheit Nr. 1 . Und niemand kannte die Ursache."

Insgesamt wurden 48 Versuchspersonen im Alter zwischen 19 und 34 Jahren ($\bar{x}$=24,4; s=3,3) herangezogen. Sie verteilten sich auf acht Gruppen zu je sechs Vpn (s. Abb. 3.1), die vom Vl instruiert wurden, sich ruhig und entspannt hinzusetzen, unnötige Körperbewegungen zu vermeiden und aufmerksam der Tonbanddarbietung zuzuhören.

3.3 Ergebnisse

Die errechneten Mittelwerte der abhängigen Variablen sind in Abbildung 3.1 für die SCR-Anzahl pro 1o sec. als Indikator für den Grad der Aufmerksamkeit ($\bar{x}_{scr}$) und für die Behaltensleistung ($\bar{x}_{bl}$) dargestellt. Die Berechnung der SCR-Anzahl pro Zeiteinheit war notwendig, weil die Darbietungszeiten aufgrund der unterschiedlichen Sprechgeschwindigkeiten sehr stark differierten.

		Sprechgeschwindigkeit			
		L	ML	MS	S
Tonhöhenverlauf	schwach	$\bar{x}_{scr}$ = 1,32 $\bar{x}_{bl}$ = 7	$\bar{x}_{scr}$ = o,92 $\bar{x}_{bl}$ = 5,5	$\bar{x}_{scr}$ = o,71 $\bar{x}_{bl}$ = 5	$\bar{x}_{scr}$ = 1,58 $\bar{x}_{bl}$ = 7
	stark	$\bar{x}_{scr}$ = 1,27 $\bar{x}_{bl}$ = 6,67	$\bar{x}_{scr}$ = o,86 $\bar{x}_{bl}$ = 4,83	$\bar{x}_{scr}$ = o,98 $\bar{x}_{bl}$ = 4,33	$\bar{x}_{scr}$ = 1,3 $\bar{x}_{bl}$ = 4,5

Abb. 3.1: Tafel der errechneten Gruppenmittelwerte

Die Ergebnisse der 2 x 4 faktoriellen Varianzanalyse zeigt Abbildung 3.2 für die abhängige Variable 'Grad der Aufmerksamkeit', gemessen durch die Anzahl der SCR pro 1o sec.

Quelle der Variation	SAQ	FG	MQ	F-Wert	kritischer Tafelwert (α = .o5)	Ergebnis der Signifikanzprüfung
Gesamt	11,o8	47				
Zeilen	o,o1	1	o,o1	o,o7	4.o8	n.s.
Spalten	3,13	3	1,o4	5,57	2.84	s.s. (p< .oo3)
Zeilen x Spalten	o,47	3	o,16	o,83	2.84	n.s.
Innerhalb	7,47	4o	o,19			

Zeilenfaktor: Tonhöhenverlauf
Spaltenfaktor: Sprechgeschwindigkeit

Abb. 3.2: Tafel der Varianzanalyse für den Grad der Aufmerksamkeit

Die Analyse erbrachte folgende Ergebnisse:

1. Der Haupteffekt des Zeilenfaktors (Tonhöhenverlauf) ist nicht signifikant.
2. Der Haupteffekt des Spaltenfaktors (Sprechgeschwindigkeit) ist sehr signifikant.
3. Es existiert keine signifikante Interaktion zwischen dem Tonhöhenverlauf und der Sprechgeschwindigkeit.

Um den Effekt der Sprechgeschwindigkeit näher zu bestimmen, wurde der TUKEY-Test durchgeführt. Die Ergebnisse finden sich in Abbildung 3.3 .

Vergleich	/Differenz/	Kritische Differenz (α= .o5)	Signifikanz
$\bar{x}_1 - \bar{x}_2$	o,4	o.47	nein
$\bar{x}_1 - \bar{x}_3$	o,45		nein
$\bar{x}_1 - \bar{x}_4$	o,15		nein
$\bar{x}_2 - \bar{x}_3$	o,o4		nein
$\bar{x}_2 - \bar{x}_4$	o,55		ja
$\bar{x}_3 - \bar{x}_4$	o,59		ja

$\bar{x}_1$: mittlere SCR-Frequenz der L-Gruppe
$\bar{x}_2$: mittlere SCR-Frequenz der ML-Gruppe
$\bar{x}_3$: mittlere SCR-Frequenz der MS-Gruppe
$\bar{x}_4$: mittlere SCR-Frequenz der S-Gruppe

Abb. 3.3: Ergebnisse des TUKEY-Tests für den Grad der Aufmerksamkeit

Signifikante Unterschiede zeigen sich zwischen der mittellangsamen und der schnellen sowie zwischen der mittelschnellen und der schnellen Sprechgeschwindigkeit.

Die Abbildung 3.4 repräsentiert die Ergebnisse der 2 x 4 faktoriellen Varianzanalyse für die abhängige Variable 'Behaltensleistung', gemessen durch die Anzahl der Punkte für die richtige Beantwortung des Fragebogens.

Quelle der Variation	SAQ	FG	MQ	F-Wert	kritischer Tafelwert (α= .o5)	Ergebnis der Signifikanzprüfung
Gesamt	133,48	47				
Zeilen	13,o2	1	13,o2	6,47	4.o8	s. (p< .o2)
Spalten	31,23	3	1o,41	5,17	2.84	s.s. (p< .oo5)
Zeilen x Spalten	8,73	3	2,91	1,45	2.84	n.s.
Innerhalb	8o,5	4o	2,o1			

Zeilenfaktor: Tonhöhenverlauf
Spaltenfaktor: Sprechgeschwindigkeit

Abb. 3.4: Tafel der Varianzanalyse für die Behaltensleistung

Aufgrund der Varianzanalyse konnten folgende Effekte festgestellt werden:

1. Der Haupteffekt des Zeilenfaktors (Tonhöhenverlauf) ist signifikant.
2. Der Haupteffekt des Spaltenfaktors (Sprechgeschwindigkeit) ist sehr signifikant.
3. Es existiert keine signifikante Interaktion zwischen dem Tonhöhenverlauf und der Sprechgeschwindigkeit.

Um den Haupteffekt des Spaltenfaktors 'Sprechgeschwindigkeit' näher zu bestimmen, wurde der TUKEY-Test durchgeführt. Die Ergebnisse zeigt Abbildung 3.5 auf der folgenden Seite.

Signifikante Unterschiede zeigten sich hier zwischen der langsamen und mittellangsamen sowie zwischen der langsamen und mittelschnellen Sprechgeschwindigkeit. Die Unterschiede zwischen der langsamen und der schnellen, zwischen der mittellangsamen und mittelschnellen, zwischen der mittellangsamen und der schnellen sowie der mittelschnellen und der schnellen Sprechgeschwindigkeit waren dagegen nicht signifikant.

Vergleich	/Differenz/	Kritische Differenz (α= .o5)	Signifikanz
$\bar{x}_1 - \bar{x}_2$	1,67		ja
$\bar{x}_1 - \bar{x}_3$	2,17		ja
$\bar{x}_1 - \bar{x}_4$	1,o8	1.55	nein
$\bar{x}_2 - \bar{x}_3$	o,5		nein
$\bar{x}_2 - \bar{x}_4$	o,58		nein
$\bar{x}_3 - \bar{x}_4$	1,o8		nein

$\bar{x}_1$: mittlere Behaltensleistung der L-Gruppe
$\bar{x}_2$: mittlere Behaltensleistung der ML-Gruppe
$\bar{x}_3$: mittlere Behaltensleistung der MS-Gruppe
$\bar{x}_4$: mittlere Behaltensleistung der S-Gruppe

Abb. 3.5: Ergebnisse des TUKEY-Tests für die Behaltensleistung

Die Korrelation zwischen den beiden abhängigen Variablen 'Grad der Aufmerksamkeit' und 'Behaltensleistung', berechnet mit dem PEARSON-Produkt-Moment-Korrelations-Koeffizienten, ergibt einen Wert von r_{xy}= o.268 (x: scr; y: bl). Dieser Wert verpaßt die Signifikanz auf dem 5%-Niveau nur äußerst knapp (p< .o7).

3.4 Diskussion

In dem vorliegenden Experiment wurden zwei Mittel der sprecherischen Gestaltung, Tonhöhenverlauf und Sprechgeschwindigkeit, hinsichtlich ihres Einflusses auf Aufmerksamkeit und Behaltensleistung untersucht. Die Ergebnisse des in Abschnitt 3.1 erwähnten Vorversuchs mit einer sehr geringen Teilnehmerzahl (N=8) konnten in diesem wesentlich komplexer angelegten Experiment (N=48; zwei Faktoren) nicht bestätigt werden.

Der Faktor 'Tonhöhenverlauf' zeigte in diesem Experiment

bezüglich der SCR-Anzahl keine signifikanten Effekte. Die durch die beiden Versionen in den Versuchspersonen induzierte organismische Erregung ist in beiden Fällen etwa gleich groß. Dieser Befund erlaubt jedoch nicht die Schlußfolgerung, daß der Tonhöhenverlauf keinerlei Einfluß auf die sprachliche Wahrnehmung ausübt. Vielmehr müssen die auf der physiologischen Beobachtungsebene gewonnenen Daten psychologisch unterschiedlich interpretiert werden:

Die durch die gemäßigte intonatorische Realisation, die dem in diesem Experiment verwendeten Sachtext angemessen war, ausgelösten elektrodermalen Reaktionen zeigen in diesem Fall eine Steigerung der Aufmerksamkeit an, die zu einer Verbesserung der Verhaltenseffizienz führt und sich in der signifikant besseren Behaltensleistung niederschlägt. Demgegenüber bewirkt der stark intonierte Textvortrag, der aufgrund seiner pathetisch-dramatischen intonatorischen Gestaltung eher einer literarischen Textreproduktion angemessen ist, eine Dissonanz zwischen Klangbild und Textart. Die gemessenen elektrodermalen Reaktionen reflektieren hier die in der Wahrnehmung auftretenden Interferenzen, die bei dem Hörer zu einer Aufmerksamkeitsspaltung führen, was sich in der signifikant schlechteren Behaltensleistung widerspiegelt.

Werden die Ergebnisse hinsichtlich des Faktors 'Sprechgeschwindigkeit' analysiert, so weisen die Signifikanzen der SCR-Resultate und der Behaltensleistungen in die gleiche Richtung. Die extremeren S- und L-Versionen zeigen im Vergleich zu den ML- und MS-Varianten die deutlich höheren SCR-Frequenzen und Behaltensleistungen. Allerdings liegt der Maximalwert der Behaltensleistung bei der langsam gesprochenen Textversion, wohingegen die größte SCR-Anzahl durch die schnell gesprochene Textversion induziert worden ist. Wie sind diese Auffälligkeiten zu interpretieren? Die beiden mittleren Darbietungsgeschwindigkeiten entsprechen weitgehend den Hörgewohnheiten eines deutschsprachigen Rezipienten, da beispielsweise die üblichen Sprechgeschwindigkeiten in Hörfunk- und Fernsehsendungen etwa in diesen Bereichen angesiedelt sind. Die extremen Varianten stehen in Kontrast zu diesen Sprechgeschwindigkeiten und wirken deshalb auf einen Hörer neuartig und ungewohnt. Sie erzwingen ein verstärktes Orientierungsverhalten, das sich in einer erhöhten Anzahl von Orientierungs- bzw. Aufmerksamkeitsreaktionen manifestiert.

Wird der menschliche Organismus als Informationsverarbeitungssystem angesehen (SOKOLOV, 1966), so wird auch die unterschiedliche Verteilung der Maximalwerte zwischen S- und L-Version erklärbar. Der extrem schnell gesprochene Text liefert mehr Informationen pro Zeiteinheit als der langsam gesprochene. Er verlangt seitens des Hörers eine größere aufmerksame Zuwendung, um die dargebotenen Informationen verarbeiten zu können. Um diese Aufgabe zu erfüllen, muß der Organismus seine Aktivierung entsprechend erhöhen, was sich in der höheren SCR-Frequenz widerspiegelt. Anscheinend wird aber die Informationsverarbeitungskapazität des Organismus durch die sehr hohe Sprechgeschwindigkeit überfordert, so daß die dargebotene Informationsmenge nicht vollständig aufgenommen bzw. verarbeitet werden kann. Diese Annahme wird durch die verminderte Behaltensleistung gestützt.

Im Gegensatz dazu ist die Informationsverarbeitung bei der langsameren Textversion bereits durch eine niedrigere Aktivation (geringere SCR-Anzahl) gewährleistet; die geringere Informationsmenge pro Zeiteinheit verbessert jedoch hier die Behaltensleistung.

Abschließend läßt sich konstatieren, daß die prosodische Gestaltung von Texten Einfluß auf die Aufmerksamkeit und die Behaltensleistung besitzt, und deshalb bei experimentellen Untersuchungen zum Einfluß von Textstruktur und Textinhalt auf die Aufmerksamkeitssteuerung und -steigerung bzw. auf die Optimierung der Behaltensleistung berücksichtigt werden muß.

4 DER EINFLUSS VON REZEPTIONSSITUATION UND FORMALER TEXTGESTALTUNG BEI VISUELLER TEXTDARBIETUNG (EXPERIMENT 4)

4.1 Fragestellung und Hypothesen

Die Fragestellung dieses Experimentes lautet: Welchen Einfluß besitzen Rezeptionssituation und formale Textgestaltung auf die selektive Aufmerksamkeit und auf die Behaltensleistung eines Lesers von Texten?

Für die Untersuchung dieser Fragestellung wurde ein Zeitungsartikel in zwei unterschiedlichen graphischen Versionen den Versuchsteilnehmern dargeboten und die Rezeptionssituation durch unterschiedliche Instruktionen manipuliert, um folgende Hypothesen zu überprüfen:

1. Die Instruktion des Lesers eines Zeitungstextes hat Einfluß auf seine Aufmerksamkeit, seine Behaltensleistung und seine Lesegeschwindigkeit.
2. Die graphische Struktur eines Zeitungstextes hat Einfluß auf die Aufmerksamkeit, die Behaltensleistung und die Lesegeschwindigkeit eines Lesers.
3. Es besteht eine Interaktion zwischen dem Einfluß der graphischen Struktur eines Textes und dem Einfluß der Instruktion im Hinblick auf die Aufmerksamkeit, die Behaltensleistung und die Lesegeschwindigkeit.

4.2 Stimulusmaterial, Versuchspersonen und Versuchsdurchführung

Der Text *), abgefaßt in der journalistischen Stilform eines Korrespondentenberichts, umfaßt ca. 67o Wörter und schildert

---

*) Das in den Experimenten 4 und 5 verwendete Textmaterial wurde von Herrn Dr. Werner FRÜH, Mannheim, der es für eigene Untersuchungen (FRÜH, 198o) entwickelt hatte, zur Verfügung gestellt. An dieser Stelle sei ihm für sein freundliches Entgegenkommen gedankt.

ein politisches Ereignis (Schahbesuch in Moskau) aus dem Jahre 1975. Auf Aktualität wurde bewußt verzichtet. Der Text sollte bei den Versuchsteilnehmern möglichst wenig Emotionen hervorrufen und die Behaltensleistung von politischen Haltungen der Leser weitgehend unbeeinflußt lassen. Trotzdem sollte der Text bei den Lesern auf ein gewisses Interesse stoßen.

Der Text wurde in zwei Versionen dargeboten. In Version 1 wurden graphische Strukturierungsmittel weitgehend minimiert. Hier ein Ausschnitt aus Version 1:

"Ein weiterer wichtiger iranisch-sowjetischer Diskussionspunkt ist Moskaus Verhältnis zum Irak. Teheran sieht hier nicht nur die Balance der Großmächte, sondern auch seine eigene militärische Vormacht am Persischen Golf in Gefahr. Der Schah betrachtet Bagdad als den Hauptstörenfried der Region, und Moskau hat den Irak in letzter Zeit mit modernsten Waffen und Flugzeugen geradezu vollgepumpt. Bagdads scharf linke und in der Vergangenheit meist instabile und unberechenbare Regierung ist ein ernsthafter Rivale für Irans Vormachtbestrebungen am Golf."

In Version 2 werden graphische Strukturierungsmittel wie Absätze, Abschnitte, Unterstreichungen, Randbalken und Markierungen von Aufzählungen, eingesetzt. Hier der entsprechende Ausschnitt aus Version 2:

"Ein weiterer wichtiger iranisch-sowjetischer Diskussionspunkt ist Moskaus Verhältnis zum Irak. Teheran sieht hier nicht nur die Balance der Großmächte, sondern auch seine eigene militärische Vormacht am Persischen Golf in Gefahr.
Der Schah betrachtet Bagdad als den Hauptstörenfried der Region, und Moskau hat den Irak in letzter Zeit mit modernsten Waffen und Flugzeugen geradezu vollgepumpt.
Bagdads scharf linke und in der Vergangenheit meist instabile und unberechenbare Regierung ist ein ernsthafter Rivale für Irans Vormachtbestrebungen am Golf."

Die 36 Versuchsteilnehmer im Alter zwischen 18 und 33 Jahren ($\bar{x}$=23,6; s=2,7) wurden nach einem 2 x 3 faktoriellen Versuchsdesign in sechs Versuchsgruppen mit gleicher Zellfrequenz aufgeteilt. Nach Abschluß der Eingewöhnungsphase wurden die Vpn vom Vl instruiert, sich ruhig und entspannt hinzusetzen und unnötige Körperbewegungen zu vermeiden.

Weiterhin wurde mit drei verschiedenen Experimentalinstruktionen gearbeitet, um in den Teilnehmern unterschiedliche Aufmerksamkeitszustände zu erzeugen. Die drei Instruktionen waren weitgehend identisch, Instruktion 1 verlangte lediglich ein einmaliges Lesen des vorgelegten Textes, Instruktion 2 forderte darüberhinaus zu einem aufmerksamen Lesen auf und Instruktion 3 wies die Teilnehmer an, besonders aufmerksam zu lesen, und enthielt einen Hinweis auf die anschließende Befragung zum Inhalt des Textes.

4.3 Ergebnisse

Die errechneten Mittelwerte der Versuchsgruppen für die abhängigen Variablen 'SCR-Frequenz', 'Behaltensleistung' und 'Lesezeit' (in sec.) sind in Abbildung 4.1 zusammengestellt.

	Instruktion 1	Instruktion 2	Instruktion 3
Text 1	$\bar{x}_{scr}$ = 13,oo $\bar{x}_{bl}$ = 6,66 $\bar{x}_{lz}$ = 217,5o	$\bar{x}_{scr}$ = 18,83 $\bar{x}_{bl}$ = 13,17 $\bar{x}_{lz}$ = 2o3,17	$\bar{x}_{scr}$ = 21,oo $\bar{x}_{bl}$ = 12,17 $\bar{x}_{lz}$ = 255,83
Text 2	$\bar{x}_{scr}$ = 13,67 $\bar{x}_{bl}$ = 8,5o $\bar{x}_{lz}$ = 179,67	$\bar{x}_{scr}$ = 17,5o $\bar{x}_{bl}$ = 11,oo $\bar{x}_{lz}$ = 2o3,oo	$\bar{x}_{scr}$ = 26,83 $\bar{x}_{bl}$ = 15,67 $\bar{x}_{lz}$ = 267,67

$\bar{x}_{scr}$ = mittlere SCR-Frequenz
$\bar{x}_{bl}$ = mittlere Behaltensleistung
$\bar{x}_{lz}$ = mittlere Lesezeit

Abb. 4.1: Tafel der errechneten Gruppenmittelwerte

Abbildung 4.2 repräsentiert die Ergebnisse der 2 x 3 faktoriellen Varianzanalyse für die abhängige Variable 'Grad der Aufmerksamkeit', gemessen durch die Anzahl der SCR. Die Analyse brachte folgende Ergebnisse:

1. Der Haupteffekt des Zeilenfaktors (graphische Textstruktur) ist nicht signifikant.
2. Der Haupteffekt des Spaltenfaktors (Versuchsinstruktion) ist signifikant.
3. Es existiert keine signifikante Interaktion zwischen gra-

phischer Textstruktur und Versuchsinstruktion.

Quelle der Variation	SAQ	FG	MQ	F-Wert	kritischer Tafelwert (α= .o5)	Ergebnis der Signifikanzprüfung
Gesamt	275o,96	35				
Zeilen (Text)	26,69	1	26,69	o,41	4.17	n.s.
Spalten (Instruktion)	673,72	2	336,86	5,13	3.32	s. (p< .o2)
Zeilen x Spalten	82,o6	2	41,o3	o,63	3.32	n.s.
Innerhalb	1968,5o	3o	65,62			

Abb. 4.2: Tafel der Varianzanalyse für den Grad der Aufmerksamkeit

Um den Instruktionseffekt näher zu bestimmen, wurde der TUKEY-Test durchgeführt. Die Ergebnisse finden sich in Abbildung 4.3 .

Vergleich	/Differenz/	Kritische Differenz (α= .o5)	Signifikanz
$\bar{x}_1 - \bar{x}_2$	4,83		nein
$\bar{x}_1 - \bar{x}_3$	1o,58	8.15	ja (p< .o1)
$\bar{x}_2 - \bar{x}_3$	5,75		nein

$\bar{x}_1$ = mittlere SCR-Frequenz für Instruktion 1

$\bar{x}_2$ = mittlere SCR-Frequenz für Instruktion 2

$\bar{x}_3$ = mittlere SCR-Frequenz für Instruktion 3

Abb. 4.3: Ergebnisse des TUKEY-Tests für den Grad der Aufmerksamkeit

Ein sehr signifikanter Unterschied im Aufmerksamkeitsgrad

zeigt sich zwischen der Instruktion 1 und der Instruktion 3. Die Unterschiede zwischen Instruktion 1 und 2 sowie zwischen Instruktion 2 und 3 sind auf dem 5%-Niveau nicht signifikant.

Für die abhängige Variable 'Behaltensleistung' werden die Ergebnisse der Varianzanalyse in Abbildung 4.4 veranschaulicht.

Quelle der Variation	SAQ	FG	MQ	F-Wert	kritischer Tafelwert (α= .o5)	Ergebnis der Signifikanzprüfung
Gesamt	1167,64	35				
Zeilen (Text)	1o,o3	1	1o,o3	o,35	4.17	n.s.
Spalten (Instruktion)	254,89	2	127,44	4,49	3.32	s. (p< .o2)
Zeilen x Spalten	5o,89	2	25,45	o,9o	3.32	n.s.
Innerhalb	851,83	3o	28,39			

Abb. 4.4: Tafel der Varianzanalyse für die Behaltensleistung

Folgende Effekte wurden festgestellt:

1. Es existiert kein signifikanter Haupteffekt des Zeilenfaktors (graphische Textstruktur).
2. Es existiert ein signifikanter Haupteffekt des Spaltenfaktors (Instruktion).
3. Es existiert keine signifikante Interaktion zwischen graphischer Textstruktur und Versuchsinstruktion.

Um den Effekt des Spaltenfaktors 'Instruktion' näher zu bestimmen, wurde der TUKEY-Test durchgeführt. Die Ergebnisse sind in Abbildung 4.5 zusammengefaßt. Hinsichtlich der Behaltensleistung zeigt sich ein signifikanter Unterschied zwischen Instruktion 1 und Instruktion 3. Alle anderen Unterschiede sind auf dem 5%-Niveau nicht signifikant.

Vergleich	/Differenz/	Kritische Differenz (α= .o5)	Signifikanz
$\bar{x}_1 - \bar{x}_2$	4,5o		nein
$\bar{x}_1 - \bar{x}_3$	6,33	5.36	ja (p< .o3)
$\bar{x}_2 - \bar{x}_3$	1,83		nein

$\bar{x}_1$ = mittlere Behaltensleistung für Instruktion 1

$\bar{x}_2$ = mittlere Behaltensleistung für Instruktion 2

$\bar{x}_3$ = mittlere Behaltensleistung für Instruktion 3

Abb. 4.5: Ergebnisse des TUKEY-Tests für die Behaltensleistung

Die varianzanalytischen Ergebnisse für die abhängige Variable 'Lesezeit' sind in Abbildung 4.6 dargestellt.

Quelle der Variation	SAQ	FG	MQ	F-Wert	kritischer Tafelwert (α= .o5)	Ergebnis der Signifikanzprüfung
Gesamt	143492,31	35				
Zeilen (Text)	684,7o	1	684,7o	o,19	4.17	n.s.
Spalten (Instruktion)	298o8,22	2	149o4,11	4,1o	3.32	s. (p< .o3)
Zeilen x Spalten	4o29,56	2	2o14,78	o,56	3.32	n.s.
Innerhalb	1o8969,83	3o	3632,33			

Abb. 4.6: Tafel der Varianzanalyse für die Lesezeit

Folgende Effekte wurden festgestellt:

1. Der Haupteffekt des Zeilenfaktors (graphische Textstruktur)

ist nicht signifikant.

2. Der Haupteffekt des Spaltenfaktors (Instruktion) ist signifikant.
3. Zwischen graphischer Textstruktur und Versuchsinstruktion existiert keine signifikante Interaktion.

Um den Instruktionseffekt detaillierter zu bestimmen, wurde für die Variable 'Lesezeit' ebenfalls der TUKEY-Test durchgeführt. Abbildung 4.7 zeigt die Ergebnisse.

Vergleich	/Differenz/	Kritische Differenz (α= .o5)	Signifikanz
$\bar{x}_1 - \bar{x}_2$	4,5o	6o.65	nein
$\bar{x}_1 - \bar{x}_3$	63,17		ja (p< .o5)
$\bar{x}_2 - \bar{x}_3$	58,67		nein

$\bar{x}_1$ = mittlere Lesezeit für Instruktion 1

$\bar{x}_2$ = mittlere Lesezeit für Instruktion 2

$\bar{x}_3$ = mittlere Lesezeit für Instruktion 3

Abb. 4.7: Ergebnisse des TUKEY-Tests für die Lesezeit

Auch hier zeigt sich ein signifikanter Unterschied nur zwischen Instruktion 1 und Instruktion 3.

Die Korrelation zwischen den drei abhängigen Variablen wurden mit dem PEARSON-Produkt-Moment-Korrelations-Koeffizienten (r) berechnet und erbrachte die folgenden Ergebnisse: $r_{scr;bl}$= o.272, $r_{scr;lz}$= o.312, $r_{bl;lz}$= -o.oo2 .
Alle Korrelationen sind auf dem 5%-Niveau nicht signifikant.

4.4 Diskussion

Da das Experiment 4 und das Experiment 5 vergleichbare Problemstellungen untersuchen, wird die Diskussion der experimentellen Ergebnisse gemeinsam in Abschnitt 5.4 vorgenommen.

5 DER EINFLUSS VON REZEPTIONSSITUATION UND FORMAL-VERBALER TEXTGESTALTUNG BEI AUDITIVER TEXTDARBIETUNG (EXPERIMENT 5)

5.1 Fragestellung und Hypothesen

Nach FRÜH (198o, 1o6) kann die Aufmerksamkeit eines Rezipienten durch die folgenden formal-sprachlichen Mittel beeinflußt werden:

- Wortfrequenz (Variation des Ausdrucks bei der Wortwahl),
- Verb/Substantiv-Verhältnis (Anzahl der Vollverben und Anzahl der Substantive im Text),
- Satzlänge (Anzahl der Wörter eines Satzes),
- Satzverschachtelung (Zahl und Abhängigkeitsgrad von Teilsätzen je Satz),
- Satzmonotonie (Variation der Satzkonstruktion hinsichtlich der Reihenfolge von Subjekt und Prädikat),
- Vertrautheit des Vokabulars (Index für die Häufigkeit, mit der das verwendete Vokabular in der deutschen Sprache benutzt wird).

Für Experiment 5 wurden aus dieser Liste 'Satzmonotonie' und 'Wortfrequenz' herausgegriffen. Die Fragestellung lautet: Welchen Einfluß besitzen Rezeptionssituation und formal-sprachliche Gestaltungsmittel auf die selektive Aufmerksamkeit und die Behaltensleistung eines Hörers?

Für die Untersuchung dieser Fragestellung wurden zwei formal-sprachlich unterschiedlich strukturierte Versionen des Textes aus Experiment 4 akustisch dargeboten und die Rezeptionssituation durch unterschiedliche Instruktionen wie in Experiment 4 manipuliert. Die folgenden Hypothesen sollten mit dem Experiment überprüft werden:

1. Die Ausprägung der Faktoren 'Satzmonotonie' und 'Wortfrequenz' eines Textes hat Einfluß auf die Aufmerksamkeit und die Behaltensleistung eines Hörers.
2. Die Instruktion des Hörers hat Einfluß auf seine Aufmerksamkeit und seine Behaltensleistung.
3. Es besteht eine Interaktion zwischen dem Einfluß der for-

mal-sprachlichen Mittel 'Satzmonotonie' und 'Wortfrequenz' sowie dem Einfluß der Instruktion im Hinblick auf die Aufmerksamkeit und die Behaltensleistung des Hörers.

5.2 Stimulusmaterial, Versuchspersonen und Versuchsdurchführung

Es wurde der gleiche Text wie in Experiment 4 verwendet. In der ersten Version ist der Text formal-sprachlich sehr monoton gehalten. Bezüglich des Faktors 'Satzmonotonie' bleibt die Reihenfolge Subjekt-Prädikat unverändert und der Faktor 'Wortfrequenz' ist durch Wiederholungen im Ausdruck gekennzeichnet. Hier ein Ausschnitt aus Version 1:

"Der Staatsbesuch Schah Reza Pahlevis in Moskau betont die neue Bedeutung der Ölmacht Iran für die Weltpolitik. Der Staatsbesuch hat sich nach Angaben politisch informierter Kreise in Teheran nicht nur auf Verhandlungen wirtschaftlicher Art zwischen dem Iran und der Sowjetunion beschränkt. Es gibt auch genügend Diskussionsstoff politischer Art zwischen beiden Staaten, der auch das Machtverhältnis der beiden Großmächte berührt: Der Iran sieht sich als neue Ordnungsmacht am Persischen Golf, der wichtigen Ölschlagader der Welt und er versucht, seinen politischen und militärischen Machtbereich bis in den Indischen Ozean auszudehnen."

Demgegenüber zeigt die zweite Textversion wechselnde Reihenfolge von Subjekt und Prädikat und Variation des Ausdrucks bei der Wortwahl.

Hier der entsprechende Ausschnitt aus Version 2:

"Der Besuch Schah Reza Pahlevis in Moskau unterstreicht die neue Bedeutung der Ölmacht Iran für die Weltpolitik. Nach Ansicht diplomatischer Kreise in Teheran hat sich das Treffen nicht allein auf Verhandlungen über eine weitere wirtschaftliche Zusammenarbeit beider Länder beschränkt. Vielmehr gibt es zwischen ihnen genügend politischen Diskussionsstoff, der auch das Verhältnis der Großmächte untereinander berührt: Der Iran sieht sich als neue Ordnungsmacht am Persischen Golf, der lebenswichtigen Ölschlagader der Welt und streckt seine Fühler bis in den Indischen Ozean aus."

Bei beiden Textversionen war der Inhalt identisch, und es wurde darauf geachtet, daß die übrigen formal-sprachlichen Strukturierungsmittel aus FRÜHs Liste ein mittleres Ausprägungsniveau besitzen.

Die 36 Versuchsteilnehmer im Alter zwischen 19 und 34 Jahren ($\bar{x}$=25,3; s=3,81) wurden nach einem 2 x 3 faktoriellen Versuchsdesign in sechs Versuchsgruppen mit gleicher Zellfrequenz aufgeteilt. Nach Abschluß der Eingewöhnungsphase wurden die Vpn vom V1 instruiert, sich ruhig und entspannt hinzusetzen und unnötige Körperbewegungen zu vermeiden.

Analog zu Experiment 4 wurde mit drei verschiedenen Instruktionen gearbeitet, um in den Teilnehmern unterschiedliche Aufmerksamkeitszustände zu erzeugen. Die Instruktionen waren inhaltlich weitgehend identisch: Instruktion 1 verlangte von den Teilnehmern dem Bericht zuzuhören, Instruktion 2 forderte darüberhinaus zu einem aufmerksamen Hören auf, und Instruktion 3 wies die Vpn an, besonders aufmerksam zuzuhören, und enthielt einen Hinweis auf die anschließende Befragung zum Inhalt des gehörten Textes.

In einem zweiten Fragebogen sollten die Versuchspersonen eine Beurteilung des Textinhaltes anhand von elf Adjektivpaaren nach dem Prinzip des 'Semantischen Differentials' (vgl. OSGOOD et al., 1957; FRÜH, 198o, 127ff. u. 258) vornehmen.

5.3 Ergebnisse

Die errechneten Mittelwerte der Versuchsgruppen für die abhängigen Variablen 'SCR-Frequenz' und 'Behaltensleistung' sind in Abbildung 5.1 zusammengestellt.

	Instruktion 1	Instruktion 2	Instruktion 3
Text 1	$\bar{x}_{scr}$ = 13,5o $\bar{x}_{bl}$ = 7,33	$\bar{x}_{scr}$ = 21,83 $\bar{x}_{bl}$ = 12,67	$\bar{x}_{scr}$ = 27,17 $\bar{x}_{bl}$ = 12,83
Text 2	$\bar{x}_{scr}$ = 11,oo $\bar{x}_{bl}$ = 9,83	$\bar{x}_{scr}$ = 26,83 $\bar{x}_{bl}$ = 1o,17	$\bar{x}_{scr}$ = 39,17 $\bar{x}_{bl}$ = 15,67

$\bar{x}_{scr}$ = mittlere SCR-Frequenz

$\bar{x}_{bl}$ = mittlere Behaltensleistung

Abb. 5.1: Tafel der errechneten Gruppenmittelwerte

Abbildung 5.2 repräsentiert die Ergebnisse der 2 x 3 faktoriellen Varianzanalyse für die abhängige Variable 'Grad der Aufmerksamkeit', gemessen durch die Anzahl der SCR.

Quelle der Variation	SAQ	FG	MQ	F-Wert	kritischer Tafelwert (α= .o5)	Ergebnis der Signifikanzprüfung
Gesamt	6874,75	35				
Zeilen (Text)	21o,25	1	21o,25	1,7o	4.17	n.s.
Spalten (Instruktion)	2646,17	2	1323,o8	1o,72	3.32	h.s. (p< .oo1)
Zeilen x Spalten	315,5o	2	157,75	1,28	3.32	n.s.
Innerhalb	37o2,83	3o	123,43			

Abb. 5.2: Tafel der Varianzanalyse für den Grad der Aufmerksamkeit

Die Analyse brachte folgende Ergebnisse:

1. Der Haupteffekt des Zeilenfaktors (formal-sprachliche Strukturiertheit) ist nicht signifikant.
2. Der Haupteffekt des Spaltenfaktors (Versuchsinstruktion) ist hoch signifikant.
3. Es existiert keine signifikante Interaktion zwischen formal-sprachlicher Strukturiertheit und Versuchsinstruktion.

Um den Instruktionseffekt näher zu bestimmen, wurde der TUKEY-Test durchgeführt. Die Ergebnisse finden sich auf der folgenden Seite in Abbildung 5.3.

Ein hoch signifikanter Unterschied im Grad der Aufmerksamkeit zeigt sich zwischen der Instruktion 1 und der Instruktion 3. Der Unterschied zwischen der ersten und zweiten Instruktion ist signifikant, dagegen ist die Differenz zwischen den Instruktionsgruppen 2 und 3 auf dem 5%-Niveau nicht signifikant.

Vergleich	/Differenz/	Kritische Differenz (α= .o5)	Signifikanz
$\bar{x}_1 - \bar{x}_2$	12,o8		ja (p< .o5)
$\bar{x}_1 - \bar{x}_3$	2o,92	11.18	ja (p< .oo1)
$\bar{x}_2 - \bar{x}_3$	8,83		nein

$\bar{x}_1$ = mittlere SCR-Frequenz für Instruktion 1

$\bar{x}_2$ = mittlere SCR-Frequenz für Instruktion 2

$\bar{x}_3$ = mittlere SCR-Frequenz für Instruktion 3

Abb. 5.3: Ergebnisse des TUKEY-Tests für den Grad der Aufmerksamkeit

Für die abhängige Variable 'Behaltensleistung' werden die Ergebnisse der Varianzanalyse in Abbildung 5.4 veranschaulicht.

Quelle der Variation	SAQ	FG	MQ	F-Wert	kritischer Tafelwert (α= .o5)	Ergebnis der Signifikanzprüfung
Gesamt	87o,75	35				
Zeilen (Text)	8,o3	1	8,o3	o,39	4.17	n.s.
Spalten (Instruktion)	192,66	2	96,33	4,69	3.32	s. (p< .o2)
Zeilen x Spalten	53,56	2	26,78	1,3o	3.32	n.s.
Innerhalb	616,5o	3o	2o,55			

Abb. 5.4: Tafel der Varianzanalyse für die Behaltensleistung

Folgende Haupteffekte wurden festgestellt:

1. Es existiert kein signifikanter Haupteffekt des Zeilenfaktors (formal-sprachliche Strukturiertheit).
2. Der Haupteffekt des Spaltenfaktors (Versuchsinstruktion) ist signifikant.
3. Es existiert keine signifikante Interaktion zwischen formal-sprachlicher Strukturiertheit und Instruktion.

Um den Effekt des Spaltenfaktors 'Instruktion' näher zu bestimmen, wurde der TUKEY-Test durchgeführt. Die Ergebnisse sind in Abbildung 5.5 zusammengefaßt.

Vergleich	/Differenz/	Kritische Differenz (α= .o5)	Signifikanz
$\bar{x}_1 - \bar{x}_2$	2,83	4.56	nein
$\bar{x}_1 - \bar{x}_3$	5,66		ja (p< .oo5)
$\bar{x}_2 - \bar{x}_3$	2,83		nein

$\bar{x}_1$ = mittlere Behaltensleistung für Instruktion 1

$\bar{x}_2$ = mittlere Behaltensleistung für Instruktion 2

$\bar{x}_3$ = mittlere Behaltensleistung für Instruktion 3

Abb. 5.5: Ergebnisse des TUKEY-Tests für die Behaltensleistung

Hinsichtlich der Behaltensleistung zeigt sich ein signifikanter Unterschied lediglich zwischen Instruktion 1 und Instruktion 3. Alle anderen Unterschiede sind auf dem 5%-Niveau nicht signifikant.

Die Korrelationsanalyse für die beiden abhängigen Variablen berechnet mit dem PEARSON-Produkt-Moment-Korrelations-Koeffizienten ergab ein $r_{scr;bl}$= o.466 und ist sehr signifikant (p< .oo5).

Die Ergebnisse der Beurteilung des Textinhaltes durch die Versuchspersonen sind auf der folgenden Seite in der Abbildung 5.6 für die Vergleichsgruppen Text 1 und 2 sowie in Abbildung 5.7 für die Vergleichsgruppen Instruktion 1 und 3 graphisch nach Art eines Polaritätenprofils (vgl. HOFSTÄTTER, 1962 und

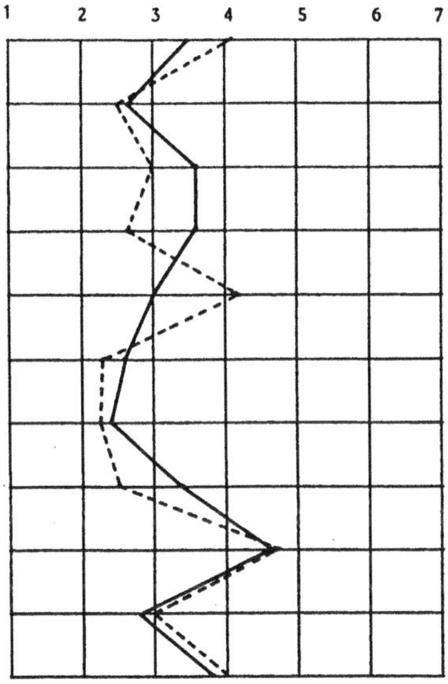

		Text 1	Text 2	p
einfach	kompliziert	4,1	3,4	-
rational	emotional	2,5	2,6	-
neutral	tendenziös	3,o	3,7	-
gründlich	oberflächlich	2,7	3,7	5%
interessant	uninteressant	4,2	3,o	5%
verständlich	unverständlich	2,3	2,6	-
informativ	banal	2,2	2,4	-
überzeugend	unglaubhaft	2,5	3,5	5%
erregend	langweilig	4,8	4,7	-
eindeutig	mehrdeutig	3,o	2,8	-
beeindruckend	belanglos	4,o	3,8	-

Abb. 5.6: Beurteilung des Inhaltes von Text 1 (----) und Text 2 (——) durch die Vpn (N=36)

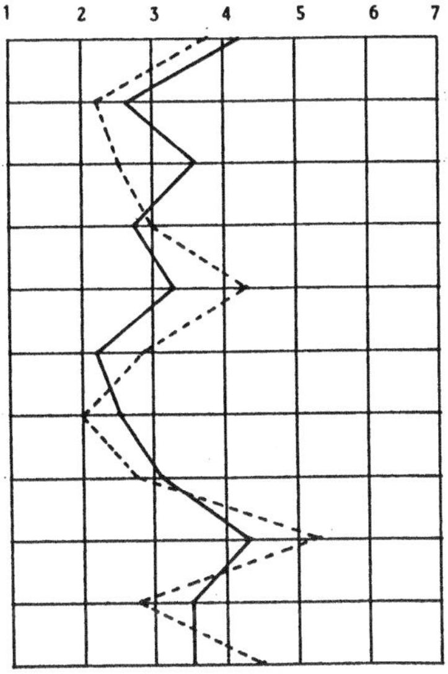

		1	3	p
einfach	kompliziert	3,8	4,2	-
rational	emotional	2,2	2,7	-
neutral	tendenziös	2,5	3,6	5%
gründlich	oberflächlich	3,o	2,8	-
interessant	uninteressant	4,3	3,3	-
verständlich	unverständlich	2,9	2,2	-
informativ	banal	2,o	2,6	-
überzeugend	unglaubhaft	2,8	3,1	-
erregend	langweilig	5,3	4,3	5%
eindeutig	mehrdeutig	2,8	3,5	-
beeindruckend	belanglos	4,5	3,5	-

Abb. 5.7: Beurteilung des Textinhaltes durch Instruktionsgruppe 1 (----) und Instruktionsgruppe 3 (——) (N=24)

besonders FRÜH, 198o, 15off.) dargestellt. Für jedes Adjektivpaar wurden die jeweiligen Gruppenmittelwertsunterschiede mit dem t-Test für unabhängige Stichproben aus varianzhomogenen Grundgesamtheiten zweiseitig auf Signifikanz (5%-Niveau) abgetestet. Signifikante Unterschiede in der Beurteilung des Textinhaltes zwischen den Versuchsgruppen, die Textversion 1 rezipiert hatten,und den Versuchspersonen, die den Text in der zweiten Version gehört hatten, zeigten sich nur bei den Adjektivpaaren 'interessant - uninteressant', 'gründlich - oberflächlich' und 'überzeugend - unglaubhaft'.

Die Beurteilungsunterschiede zwischen den Versuchsgruppen, die mit Instruktion 1 instruiert wurden, und denjenigen Versuchsteilnehmern, die die Texte unter Vorgabe der Instruktion 3 rezipierten, sind nur für die Eigenschaftspaare 'neutral - tendenziös' und 'erregend - langweilig' signifikant.

5.4 Diskussion der Ergebnisse aus den Experimenten 4 und 5

Ausgehend von den Ergebnissen der Experimente 4 und 5 läßt sich konstatieren, daß die Rezeptionssituation einen signifikanten Einfluß auf die Aufmerksamkeit, die Behaltensleistung und die Lesegeschwindigkeit besitzt. Die formal-sprachliche Struktur eines Textes bewirkt hingegen keine signifikante Verbesserung von Aufmerksamkeit, Behaltensleistung und Lesezeit; auch ein Interaktionseffekt der unabhängigen Variablen konnte nicht festgestellt werden.

Die Analyse der Instruktionseffekte zeigt in beiden Experimenten über alle abhängigen Variablen durchgängig konsistente Ergebnisse. Anhand des TUKEY-Tests konnte festgestellt werden, daß in Experiment 4 die Aufmerksamkeit, die Behaltensleistung und die Lesedauer durch die Instruktion 3 im Vergleich zur Instruktion 1 signifikant ansteigt. Zwischen Instruktion 1 und 2 bzw. Instruktion 2 und 3 konnten dagegen keine Signifikanzen ermittelt werden. Ähnlich liegen die Verhältnisse in Experiment 5. Nur konnte hier noch für den 'Grad der Aufmerksamkeit' eine signifikante Differenz zwischen den Instruktionsgruppen 1 und 2 festgestellt werden. Dieses Ergebnis ist mit großer Wahrscheinlichkeit auf die Instruktion 2 zurückzuführen, die die Rezipienten dazu aufforderte, den Text aufmerksam zu lesen resp. anzuhören. Anscheinend kann mit einer solchen Instruktion kein einheitlicher Aktivations- oder Aufmerksamkeitsgrad bei den Versuchsteilnehmern induziert werden. Vieles spricht dafür, daß ein Teil der Vpn das aufmerksame Lesen/Hören als bloßes Textrezipieren, wie es Instruktion 1 verlangte, auffaßte , andere hingegen diese Instruktion zum Anlaß nahmen, das Textmaterial sehr intensiv zu verarbeiten, wie es eigentlich mit Instruktion 3 intendiert worden war. Dieses unterschiedliche Verständnis der Instruktion 2 führte zu der relativ großen Streuung der Meßwerte innerhalb der zweiten Instruktionsgruppe. Im Gegensatz dazu wurden die in Instruktion 1 und 3 enthaltenen Aufforderungen von den Versuchsteilnehmern wesentlich eindeutiger und zweifelsfreier verstanden. Durch sie konnten zwei signifikant unterschiedliche Aufmerksamkeitsgrade erzeugt werden: Instruktion 1 forderte zu normaler Rezeptionstätigkeit auf; durch Instruktion 3 konnte dagegen mit dem Hinweis auf die anschließende Behaltensprüfung eine Prüfungssituation simuliert werden, der sich fast alle Teilnehmer dieser Gruppen nicht entziehen konnten.

Daß Instruktion 2 durch ihre unterschiedliche Interpretation seitens der Versuchsteilnehmer die Gesamtergebnisse der Experimente beeinflußte, konnte für beide Experimente durch eine 2 x 2 faktorielle Varianzanalyse bestätigt werden, in der Instruktion 2 nicht berücksichtigt wurde. Sowohl für die 2 x 3 faktoriellen Varianzanalysen als auch für die 2 x 2 faktoriellen Varianzanalysen (in den Ergebnisdarstellungen nicht aufgeführt) wurde eine Schätzung der jeweiligen Stärke des Treatmenteffekts 'Instruktion' auf die abhängigen Variablen vorgenommen.*) Danach ist für alle abhängigen Variablen in der

---

*) Die Schätzung des Treatmenteffekts ($\hat{\omega}^2$-Schätzung) gibt Auskunft über den Anteil der Varianz der abhängigen Variable, der auf die Treatmentvariation zurückgeht. Er berechnet, wie stark der Effekt der experimentellen Manipulation auf das erfaßte Verhalten ist. So besagt z.B. ein $\hat{\omega}^2$ von o.23, daß in der Population 23% der Variation in der abhängigen Variable auf die Variation der unabhängigen Variable zurückgeht (DIEHL, 1979,37f.).

2 x 2 faktoriellen Varianzanalyse ein wesentlich stärkerer Instruktionseffekt festzustellen.

Experiment 4:

- Für die SCR-Frequenz steigt $\hat{\omega}^2$ von o.193 auf o.263 .
- Für die Behaltensleistung steigt $\hat{\omega}^2$ von o.166 auf o.233 .
- Für die Lesezeit steigt $\hat{\omega}^2$ von o.153 auf o.168 .

Experiment 5:

- Für die SCR-Frequenz steigt $\hat{\omega}^2$ von o.343 auf o.4oo .
- Für die Behaltensleistung steigt $\hat{\omega}^2$ von o.17o auf o.24o .

Aus den o.g. Gründen wurde auch in Experiment 5 bei der Auswertung der Beurteilung des Textinhalts in Abhängigkeit von den verschieden induzierten Aufmerksamkeitsgraden auf die Instruktionsgruppe 2 verzichtet. Die Ergebnisse zeigen (vgl. Abb. 5.7), daß durch ein intensiveres Aufmerksamkeitsverhalten seitens der Rezipienten der Textinhalt wesentlich erregender, dadurch aber auch als weniger neutral empfunden wird.

Zunächst scheint plausibel, daß formal-sprachliche Faktoren einen Beitrag zur Aufmerksamkeitssteuerungsfunktion der Sprache und zum Verständnis von sprachlichen Äußerungen leisten.Auf den ersten Blick scheinen die Ergebnisse beider Experimente dem entgegenzustehen. Eine Erklärung hierfür liefern die Kriterien, die der Auswahl des Stimulusmaterials zugrundegelegt wurden. Bei der Erstellung des Textmaterials wurde darauf geachtet, zwei formal-sprachlich unterschiedliche Versionen zu finden, die in realen Rezeptionssituationen durchaus anzutreffen sind. Es wurde also darauf verzichtet, den Versuchspersonen extreme Varianten anzubieten, um eine möglichst natürliche Sprachwahrnehmung und -verarbeitung untersuchen zu können. Mit anderen Worten, die mögliche Variationsbreite der Textstrukturierungsmittel wurde nicht voll ausgeschöpft. Der relativ geringe Unterschied der beiden jeweils verwendeten Textversionen mag signifikante Ergebnisse verhindert haben.

Darüberhinaus stellen die eingesetzten Mittel nur einen Teil einer ganzen Reihe formal-sprachlicher Gestaltungsmöglichkeiten geschriebener und gesprochener Texte dar. Die Annahme liegt nahe, daß etwa eine kombinierte Variation der von FRÜH genannten Faktoren einen wesentlich deutlicheren Effekt hervorruft.

Die fehlenden Signifikanzen lassen sich jedoch nicht nur auf das ausgewählte Stimulusmaterial, sondern auch auf bestimmte Eigenschaften der Stichprobe zurückführen. Sämtliche Versuchsteilnehmer waren Studenten, d.h. die Versuchsergebnisse sind nicht ohne weiteres auf den sogenannten Durchschnittsleser und -hörer verallgemeinerbar. Studenten können als geübte Leser und Hörer angesehen werden, die es gewohnt sind, inhaltlich wesentlich intensiver und unter spezifischen Aufgabenstellungen sprachliche Botschaften zu rezipieren. Diese routinierten Rezipienten sind in der Lage, aus den angebotenen Informationen eines Textes die für sie wichtigen zu selektieren und die redundanten bzw. unwichtigen zu vernachlässigen. Die Vermutung scheint gerechtfertigt, daß ein weniger geübter Leser resp. Hörer eher dazu bereit ist, formal-sprachliche Rekodierhilfen, die die Aufmerksamkeit auf bestimmte inhaltliche Punkte eines Textes lenken sollen, anzunehmen. Zur Klärung dieser Frage wäre eine entsprechende Untersuchung mit Nicht-Studenten anzuschließen. Die Befunde aus der Untersuchung von FRÜH (198o, 192) unterstützen zumindest diese Annahme bezüglich der Behaltensleistung der Rezipienten.

Trotz fehlender statistischer Signifikanzen zeigen die Mittelwertsunterschiede die Tendenz, daß die Textversion 2 in beiden Experimenten eine leichte Verbesserung der Aufmerksamkeit und der Behaltensleistung auch bei der Studentenstichprobe bewirkt.

Daß formal-sprachliche Gestaltungsmittel nicht gänzlich ohne Bedeutung für das Rezeptionsverhalten sind, zeigt auch ein Blick auf die Abbildung 5.6. Obwohl beide Textversionen eine semantische Identität aufweisen, wird der Inhalt von Text 2 als deutlich interessanter empfunden. Allerdings fordert der 'lockere' Stil auch seinen Tribut: Der Inhalt wird als weniger gründlich beurteilt und besitzt dadurch eine geringere Überzeugungskraft.

Zusammenfassend kann gesagt werden, daß der u.a. von FISKE und MADDI (1961) postulierte Einfluß einer aktuellen Aufgabenstellung auf die Aktiviertheit bzw. Aufmerksamkeit des Organismus zur Verbesserung des Leistungsvermögens im Experiment auf der physiologischen und der Ebene der verbalen Verhaltensäußerung empirisch verifiziert wurde. Dies reflektieren auch die Ergebnisse der tonischen Hautleitfähigkeitsmessung: Während beim bloßen Textrezipieren die SCL-Werte über die Versuchsdauer kontinuierlich abfallen, ist unter der Bedingung einer experimentell herbeigeführten Prüfungssituation ein anhaltend hoch bleibendes Hautleitfähigkeitsniveau zu beobachten.

Darüberhinaus zeigte sich, daß die Aufmerksamkeitssteuerung eines Lesers oder Hörers durch formal-graphische resp. formalverbale Textgestaltungsmittel nur mäßig beeinflußbar ist; ähnliches gilt für die Behaltensleistung und die Lesegeschwindigkeit. Nichtsdestoweniger hat sich das psychophysiologische Maß der SCR-Frequenz als sensibel genug erwiesen, diesen geringen Einfluß auf die Aufmerksamkeit eines Rezipienten aufzuzeigen.

6 ABSCHLIESSENDE WERTUNG

Die Untersuchung psychophysiologischer Reaktionen auf sprachliche Stimuli verlangt nach einem reliablen und validen Meßinstrumentarium. Nach SOKOLOV, der eine physiologisch ausgelegte Verhaltenstheorie entwickelt hat, wird jedes menschliche Verhalten von gesamtorganismischen Orientierungs- resp. Aufmerksamkeitsreaktionen begleitet, die durch verschiedene physiologische Meßmethoden sowohl in den zentralen als auch in den peripheren Anteilen des Nervensystems erfaßbar sind. Jede Veränderung in der Umwelt, die von einem Organismus als neuartig wahrgenommen wird, d.h. die für ihn relevante Information enthält, wird als Auslöser für Orientierungsverhalten und die damit einhergehenden Aufmerksamkeitsreaktionen angesehen. Dies gilt uneingeschränkt auch für die spezifisch menschliche, sprachliche Wahrnehmung.

Ein zentrales Ziel der vorliegenden experimentellen Arbeiten war die Erfassung von sprachlich induzierter Aufmerksamkeit im Verlauf der Wahrnehmung sprachlicher Reize mit operationalisierten Verfahren. Diese Verfahren standen der Sprachwirkungsforschung für komplexere, quasi alltägliche sprachliche Rezeptionsbedingungen bisher nicht zur Verfügung. Es wurden daher Meßmethoden der Psychophysiologie, insbesondere die Erfassung der Elektrodermalen Aktivität, für diese Problemstellung fruchtbar gemacht. Der Vielfalt aufmerksamkeitserzeugender Faktoren trug die in den Experimenten vorgenommene Einteilung nach drei Faktorengruppen Rechnung: Isoliert und variiert wurden die Textgestaltung, die Darbietungsmodalität und die Rezeptionssituation.

Welche Schlußfolgerungen lassen sich nun aus den experimentellen Befunden bezüglich der Anwendbarkeit dieser Meßmethode bei der Sprachwahrnehmung und -verarbeitung ziehen? Ausgehend von dem nachgewiesenen Zusammenhang zwischen Aufmerksamkeitssteigerung und Leistungsverbesserung des Organismus (vgl. 1.3.2, erster Teil) lassen sich die Ergebnisse der EDA-Messung insgesamt positiv interpretieren. Als Indikator für die Validität dieser Meßmethode können die Korrelationen zwischen den experimentell induzierten Graden der Aufmerksamkeit und der Behaltensleistung angesehen werden. Für vier der fünf Experimente zeigen sich konsistente Ergebnisse: Im ersten und fünften Experiment ist die lineare Korrelation signifikant bzw. sehr signifikant, im dritten und vierten Versuch wird die Signifikanz dieses Zusammenhangs nur äußerst knapp verfehlt. Die oft postulierte umgekehrt u-förmige Beziehung zwischen Aktivierung und Leistung besitzt für natürliche sprachliche Kommunikationssituationen nur eingeschränkte Gültigkeit. Hier ruft das Erregungspotential des Sprachmaterials nur organismische Aktivierungen hervor, die sich auf dem Aktivierungskontinuum in einem Bereich zwischen niedrig und mittelhoch bewegen. Bei hohen bzw. extrem hohen Aktivationen kann unter psychologischen Aspekten nicht mehr von Aufmerksamkeit resp. Aufmerksamkeitssteigerungen gesprochen werden, da die Verhaltensleistungen des Organismus in diesen Bereichen stark abfallen. Die einseitige und unnatürliche Gestaltung des Sprachmaterials in Experiment 2 scheint in den Rezipienten Aktivationsgrade ausgelöst zu haben, bei denen nicht mehr von aufmerksamem Sprachverhalten gesprochen werden kann. Darauf weist die leicht kurvilineare Korrelation zwischen SCR-Frequenz und Behaltensleistung hin.

Es lassen sich aber aus methodischer Sicht noch Verbesserungen am Versuchsplan vornehmen: Beispielsweise ist daran zu denken, die Versuchsteilnehmer hinsichtlich ihres Reaktionstyps - labil vs. stabil - gleichmäßig auf die einzelnen Versuchsgruppen zu verteilen, um die Fehlervarianz zu reduzieren. Und natürlich würde eine Erhöhung der Stichprobengröße die Ergebnisse absichern helfen.

Es wäre jetzt sicherlich eine übertriebene Behauptung, mit der elektrodermalen Meßmethode sei das Meßinstrument schlechthin gefunden. Doch ist sie z.B. bereits von SIDDLE et al. (1979) bei der Untersuchung semantischer Klassen auf der Wortebene und von VELDEN (1974) bei der Beobachtung der Informationsverarbeitung auf der Satzebene erfolgreich praktiziert worden. Nach unseren Erfahrungen stellt diese Methode auch für Untersuchungen auf der Textebene eine Bereicherung dar und eröffnet eine Vielzahl von Möglichkeiten zur aktuellen Beobachtung des Sprachverhaltens.

LITERATURVERZEICHNIS

ACKER,L.E. & A.E.EDWARDS: Transfer of vasoconstriction over a bipolar meaning dimension.
Journal of Experimental Psychology, 1964, 67, 1-6.

BAXTER,J.C.: Mediated generalization as a function of differential performance.
American Journal of Psychology, 1962, 75, 66-76.

BECKER-CARUS,C.: Einführung in den Problembereich. In: BECKER-CARUS,C.; HEYDEN,T. & G.ZIEGLER, Psychophysiologische Methoden.
Stuttgart 1979.

BECKER-CARUS,C.: Grundriß der Physiologischen Psychologie.
Heidelberg 1981.

BECKER-CARUS,C.; HEYDEN,T. & G.ZIEGLER: Psychophysiologische Methoden.
Stuttgart 1979.

BERLYNE,D.E.: Konflikt, Erregung, Neugier.
Stuttgart 1974.

BERNSTEIN,A.S.: Electrodermal lability and the OR: reply to O'GORMAN and further exposition of the 'significance hypothesis'.
Australian Journal of Psychology, 1973, 25, 147-154.

BEVER,T.G.; KIRK,R. & J.LACKNER: An autonomic reflection of syntactic structure.
Neuropsychologia, 1969, 7, 23-28.

BIRBAUMER,N.: Physiologische Psychologie.
Berlin 1975.

BOUCSEIN,W. & G.HOFFMANN: A direct comparison of the skin conductance and skin resistance methods.
Psychophysiology, 1979, 16, 66-7o.

BOUCSEIN,W.; BALTISSEN,R. & M.EULER: Dependence of skin conductance reactions and skin resistance reactions upon previous level.
Psychophysiology, 1984, 21, 212-218.

BREMER,F.: Cerveau isolé et physiologie du sommeil.
Comptes Rendus de séances de la Société de biologie et de ses filiales, 1935, 118, 1235-1241.

BRIDGER,W.H.: The role of cognitive set and stress in generalization of conditional responses to verbal stimuli.
International Journal of Psychobiology, 197o , 1, 39-42.

BROWN,C.C.: A proposed standard nomenclature for psychophysiological measures.
Psychophysiology, 1967, 4, 26o-264.

BULL,R.H.C. & M.A.GALE: Does the law of initial value apply to the galvanic skin response?
Biological Psychology, 1974, 1, 213-227.

BULL,R.H.C. & M.A.GALE: Electrodermal activity recorded concomitantly from the subject's two hands.
Psychophysiology, 1975, 12, 94-97.

BURSTEIN,K.R.; FENZ,W.D.; BERGERON,J. & S.EPSTEIN: A comparison of skin potential and skin resistance responses as measures of emotional responsivity.
Psychophysiology, 1965, 2, 14-24.

CAMPBELL,R.C.: Statistische Methoden für Biologie und Medizin.
Stuttgart 1971.

CHALMERS,T.M. & C.A.KEELE: The nervous and chemical controll of sweating.
British Journal of Dermatology, 1952, 64, 43-54.

CHOMSKAJA,E.D.: Stirnhirn und Aktivation. (russ. 1969). In: KUSSMANN,T. & H.KÖLLING (eds), Biologie und Verhalten.
Bern 1971.

CLAUSS,G.; KULKA,H.; LOMPSCHER,J.; RÖSLER,H.-D.; TIMPE,K.-P. & G.FORWERG (eds): Wörterbuch der Psychologie.
Leizig 1981.

COFER,C.N. & J.P.FOLEY: Mediated generalization and the interpretation of verbal behavior: I. Prolegomena.
Psychological Review, 1942, 49, 513-54o.

COLE,M. & J.MALTZMAN (eds): A handbook of contemporary soviet psychology.
New York 1969.

DARROW,C.W.: The functional significance of the galvanic skin reflex and perspiration on the backs and palms of the hands.
Psychological Bulletin, 1933, 3o, 712.

DE SWART,J.H. & E.A.DAS-SMAAL: Relationship between SCR, heart rate and information processing.
Biological Psychology, 1976, 4, 41-49.

DIEHL,J.M.: Varianzanalyse.
Frankfurt/M. 1979.

DIEHL,J.M. & H.-U.KOHR: Deskriptive Statistik.
Gießen 1973.

DÜRR,E.: Die Lehre von der Aufmerksamkeit.
o.O. 1914.

DUFFY,E.: Activation and behavior.
New York 1962.

DUFFY,E.: Activation. In: GREENFIELD,N.S. & R.A.STERNBACH (eds), Handbook of psychophysiology.
New York 1972.

EBBINGHAUS,H.: Grundzüge der Psychologie. Bd. 1.
Leipzig 19o5.

EDELBERG,R.: Electrical properties of the skin. In: BROWN,C.C. (ed), Methods in psychophysiology.
Baltimore 1967.

EDELBERG,R.: The electrodermal system. In: GREENFIELD,N.S. & R.A.STERNBACH (eds), Handbook of psychophysiology.
New York 1972.

EYSENCK,H.J.: The measurement of emotion: psychological parameters and methods. In: LEVI,L. (ed), Emotions. Their parameters and measurement.
New York 1975.

FAHRENBERG,J.: Psychophysiologische Persönlichkeitsforschung.
Göttingen 1967.

FAHRENBERG,J.: Die Bedeutung individueller Unterschiede für die Methodik der Aktivierungsforschung. In: SCHÖNPFLUG, W. (ed), Methoden der Aktivierungsforschung.
Bern 1969.

FAHRENBERG,J. & F.FOERSTER: Covariation and consistency of activation parameters.
Biological Psychology, 1982, 15, 151-169.

FALLER,A.: Der Körper des Menschen.
Stuttgart 1974.

FEDORA,O. & D.SCHOPFLOCHER: Bilateral electrodermal activity during differential cognitive hemispheric activation.
Psychophysiology, 1984, 21, 3o7-311.

FENZ,W.D. & R.A.STEFFY: Electrodermal arousal of chronically ill psychiatric patients undergoing intensive behavioral treatment.
Psychosomatic Medicine, 1968, 3o, 423-436.

FÉRÉ,C.: Note sur les modifications de la résistance électrique sous l'influence des excitations sensorielles et des émotions.
Comptes Rendus hebdomadaires des séances et mémoires de la Société Biologie, 1888, 4o, 217-219.

FISHER,L.E. & M.H.WINKEL: Time of quarter effect: an uncontrolled variable in electrodermal research.
Psychophysiology, 1979, 16, 158-163.

FISK,A.D. & W.SCHNEIDER: Memory as a function of attention, level of processing, and automatization. Journal of Experimental Psychology: Learning, Memory, and Cognition, 1984, 1o, 181-197.

FISKE,D.W. & S.R.MADDI: A conceptual framework. In: FISKE,D.W. & S.R.MADDI (eds), Functions of varied experience. Homewood/Ill. 1961.

FIUKOWSKI,H.; LINDNER,G.; PREU,O.; QUALMANN,E.; STELZIG,H. & E.STOCK: Einführung in die Sprechwissenschaft. Leipzig 1978.

FLANAGAN,J.: Galvanic skin response: emotion of attention. Proceedings of the American Psychological Association, 1967, 2, 7-8.

FOERSTER,F. & P.WALSCHBURGER: Zur Beurteilung individualspezifischer, stimulusspezifischer und motivationsspezifischer Reaktionsmuster im Aktivierungsexperiment. Zeitschrift für experimentelle und angewandte Psychologie, 198o, 27, 172-192.

FOERSTER,F. & H.J.SCHNEIDER: Individualspezifische, stimulusspezifische und motivationsspezifische Reaktionsmuster im zweimal wiederholten Aktivierungsexperiment. Zeitschrift für experimentelle und angewandte Psychologie, 1982, 29, 598-612.

FOERSTER,F.; SCHNEIDER,H.J. & P.WALSCHBURGER: The differentiation of individual-specific, stimulus-specific, and motivation-specific response patterns in activation processes: an inquiry investigating their stability and possible importance in psychophysiology. Biological Psychology, 1983, 17, 1-26.

FOWLES,D.C.: Mechanisms of electrodermal activity. In: THOMPSON,R.F. & M.M.PATTERSON (eds), Methods in physiological psychology, Vol. 1: Bioelectric recording techniques, Part C: Receptor and effector processes. New York 1974.

FOWLES,D.C. & P.H.VENABLES: The effects of epidermal hydration and sodium reabsorption on palmar skin potential. Psychological Bulletin, 197o, 73, 363-378.

FOWLES,D.C.; CHRISTIE,M.J.; EDELBERG,R.; GRINGS,W.W.; LYKKEN, D.T. & P.H.VENABLES: Commitee report. Publication recommendations for electrodermal measurements. Psychophysiology, 1981, 18, 232-239.

FRENCH,J.W.: A comparison of finger tremor with the galvanic skin reflex impulse. Journal of Experimental Psychology, 1944, 34, 494-5o5.

FRÜH,W.: Lesen, Verstehen, Urteilen.
Freiburg/i.B. 198o.

GILDEMEISTER,M.: Der galvanische Hautreflex als Teilerscheinung eines allgemeinen autonomen Reflexes.
Pflügers Archiv für die gesammte Physiologie, 1923, 197, 432.

GOODALL,McC.: Innervation and inhibition of eccrine and apocrine sweating in man.
Journal of Clinical Pharmacology, 197o, 1o, 235-246.

GREENFIELD,N.S. & R.A.STERNBACH (eds): Handbook of psychophysiology.
New York 1972.

GREY,S.J. & B.L.SMITH: A comparison between commercially available electrode gels and purpose-made gel, in the measurement of electrodermal activity.
Psychophysiology, 1984, 21, 551-557.

GRINGS,W.W.: Recording of electrodermal phenomena. In: THOMPSON,R.F. & M.M.PATTERSON (eds), Methods in physiological psychology, Vol. 1: Bioelectric recording techniques, Part C: Receptor and effector processes.
New York 1974.

GRUSH,J.E.; COLES,M.G.H.; FERGUSON,A.Y. & J.MCGEE: Habituation, memory, and the evaluative dimension of meaning.
Journal of Research in Personality, 1973, 7, 189-195.

HAGGARD,E.A.: On the application of analysis of variance to GSR data: I. The selection of an appropriate measure.
Journal of Experimental Psychology, 1949, 39, 378-392.

HAIDER,M.: Elektrophysiologische Indikatoren der Aktiviertheit. In: SCHÖNPFLUG,W. (ed), Methoden der Aktivierungsforschung.
Bern 1969.

HERMANN,L.: Untersuchungen über die Actionsströme der Nerven II.
Pflügers Archiv für die gesammte Physiologie, 1881, 24, 246-294.

HESS,W.R.: Die funktionelle Organisation des vegetativen Nervensystems.
Basel 1948.

HESS,W.R.: Psychologie in biologischer Sicht.
Stuttgart 1962.

HEYDEN,T.: Augenaktivität. In: BECKER-CARUS,C.; HEYDEN,T. & G.ZIEGLER, Psychophysiologische Methoden.
Stuttgart 1979a.

HEYDEN,T.: Elektrodermale Aktivität (EDA). In: BECKER-CARUS,C.; HEYDEN,T. & G.ZIEGLER, Psychophysiologische Methoden. Stuttgart 1979b.

HÖFFDING,H.: Psychologie. Leipzig 19o8.

HÖRMANN,H.: Psychologie der Sprache. Berlin 1977.

HOFSTÄTTER,P.R.: Faktorenanalyse. In: KÖNIG,R. (ed), Handbuch der empirischen Sozialforschung, Bd. I. Stuttgart 1962.

HOUCK,R.L. & R.B.MEFFERD: Generalization of GSR-habiuation to mild intramodal stimuli. Psychophysiology, 1969, 6, 2o2-2o6.

HSÜ,E.H.: Comparative study of factor patterns, physiologically and psychologically determined. Journal of General Psychology, 1952, 47, 1o5-128.

HULSTIJN,W.: Selective attention and the orienting response. In: KIMMEL,H.D.; VAN OLST, E.H. & J.F.ORLEBEKE (eds), The orienting reflex in humans. Hillsdale/N.J. 1979.

JANKE,W.: Methoden der Induktion von Aktiviertheit. In: SCHÖNPFLUG,W. (ed), Methoden der Aktivierungsforschung. Bern 1969.

JONES,H.E. & D.WECHSLER: Galvanometric technique in studies of association. American Journal of Psychology, 1928, 4o, 6o7-612.

JUNG,C.G.: On psychophysical relations of the associative experiment. Journal of Abnormal Psychology, 19o7, 7, 247-255.

KAHLE,W.: Nervensysteme und Sinnesorgane. (= Taschenatlas der Anatomie, Bd. 3). Stuttgart 1979.

KELLER,J.A.: Grundlagen der Motivation. München 1981.

KELLER,P.: Elektrophysiologie der Haut. In: MARCHIONINI,A. (ed), Handbuch der Haut- und Geschlechtskrankheiten, Bd. I/3. Berlin 1963.

KEMPH,J.P.; WAGGONER,R.W.; KOOI,K.A. & R.L.KREUZER: Effects of psychiatric interview on paroxysmal cerebral activity, heart rate, and galvanic skin response in emotionally disturbed children with convulsive disorders. Psychosomatic Medicine, 1968, 3o, 238-243.

KIMMEL,H.D.; VAN OLST,E.H. & J.F.ORLEBEKE (eds): The orienting reflex in humans.
Hillsdale/N.J. 1979.

KLEINSMITH,L.J. & S.KAPLAN: Paired-associate learning as a function of arousal and interpolated interval.
Journal of Experimental Psychology, 1963, 65, 19o-193.

KLIX,F.: Information und Verhalten.
Berlin 1971.

KOTSES,H.; GLAUS,K.P. & L.E.FISHER: Effects of subject recruitment procedure on heart rate and skin conductance measures.
Biological Psychology, 1974, 2, 59-66.

KUSSMANN,T. & H.KÖLLING (eds): Biologie und Verhalten.
Bern 1971.

LACEY,J.I.: Individual differences in somatic response patterns.
Journal of Comparative and Physiological Psychology, 195o, 43, 338-35o.

LACEY,J.I.: The evaluation of autonomic response: toward a general solution.
Annals of the New York Academy of Sciences, 1956, 67, 123-164.

LACEY,J.I.: Somatic response patterning and stress: some revisions of activation theory. In: APPLEY,M.H. & R.TRUMBULL (eds), Psychological stress.
New York 1967.

LACEY,J.I. & R.L.SMITH: Conditioning and generalization of unconscious anxiety.
Science, 1954, 12o, 1o45-1o52.

LACEY,J.I. & B.C.LACEY: The law of initial value in the longitudinal study of autonomic constitution.
Annals of the New York Academy of Sciences, 1962, 98, 1257-129o.

LADER,M.H.: The unit of quantification of the GSR.
Journal of Psychosomatic Research, 197o, 14, 1o9-11o.

LADER,M.H.: Psychophysiological parameters and methods. In: LEVI,L. (ed), Emotions. Their parameters and measurement.
New York 1975.

LADER,M.H. & J.D.MONTAGU: The psycho-galvanic reflex: a pharmacological study of the peripheral mechanism.
Journal of Neurological and Neurosurgical Psychiatry, 1962, 25, 126-133.

LANDIS,C. & H.N.DEWICK: The electrical phenomena of the skin.
Psychological Bulletin, 1929, 26, 64-119.

LAPLANCHE,J. & J.B.PONTALIS: Das Vokabular der Psychoanalyse. Bd. 1.
Frankfurt/a.M. 1982.

LEVI,L. (ed): Emotions. Their parameters and measurement.
New York 1975.

LEVY,C.M. & P.H.MURPHY: The effects of alcohol on semantic and phonetographic generalization.
Psychonomic Science, 1966, 4, 2o5-2o6.

LEWANDOWSKI,T.: Linguistisches Wörterbuch. Bd. 3
Heidelberg 198o.

LEWES,D.: Electrode jelly in electrocardiography.
British Heart Journal, 1965, 27, 1o5-115.

LIDBERG,L. & B.G.WALLIN: Sympathetic skin nerve discharges in relation to amplitude of skin resistance response.
Psychophysiology, 1981, 18, 268-27o.

LINDSLEY,D.B.: Emotion. In: STEVENS,S.S. (ed), Handbook of experimental psychology.
New York 1951.

LINDSLEY,D.B.: Psychophysiology and motivation. In: JONES,M.R. (ed), Nebrasca Symposium on Motivation.
Lincoln/Nebr. 1957.

LINDSLEY,D.B.; BOWDEN,J.W. & H.W.MAGOUN: Effect upon the EEG of acute injury of the brain stem activation system.
Electroencephalography and Clinical Neurophysiology, 1949, 1, 475-486.

LINDSLEY,D.B.; SCHREINER,L.H. & W.B.KNOWLES: Behavioral and EEG-changes following chronic brain stem lesion in the cat.
Electroencephalography and Clinical Neurophysiology, 195o, 2, 483-498.

LÜER,G. & B.NEUFELDT: Über den Zusammenhang zwischen Maßen der galvanischen Hautreaktion und Beurteilungen von Reizen durch Versuchspersonen.
Zeitschrift für experimentelle und angewandte Psychologie, 1968, 15, 619-648.

LURIA,A.R. & O.S.VINOGRADOVA: An objective investigation of the dynamics of semantic systems.
British Journal of Psychology, 1959, 5o, 89-1o5.

LYKKEN,D.T.: Range correction applied to heart rate and to GSR data.
Psychophysiology, 1972, 9, 373-379.

LYKKEN,D.T.: The role of individual differences in psychophysiological research. In: VENABLES,P.H. & M.J.CHRISTIE (eds), Research in psychophysiology.
London 1975.

LYKKEN,D.T. & P.H.VENABLES: Direct measurement of skin conductance: a proposal for standardization.
Psychophysiology, 1971, 8, 656-672.

MACKWORTH,J.F.: Vigilance and habituation.
Harmondsworth/Middlesex 1969.

MAGLIERO,A.; GATCHEL,R.J. & D.LOJEWSKI: Skin conductance responses to stimulus "energy" decreases following habituation.
Psychophysiology, 1981, 18, 549-558.

MALTZMAN,I.: Orienting reflexes in classical conditioning and generalization of the galvanic skin response to words: an overview.
Journal of Experimental Psychology: General, 1977, 1o6, 111-119.

MALTZMAN,I.; LANGDON,B.; PENDERY,M. & C.WOLFF: Galvanic skin response - orienting reflex and semantic conditioning and generalization with different unconditioned stimuli.
Journal of Experimental Psychology: General, 1977a, 1o6, 141-171.

MALTZMAN,I.; GOULD,J.; PENDERY,M. & C.WOLFF: Semantic conditioning and generalization of the galvanic skin response - orienting reflex with overt and covert activity.
Journal of Experimental Psychology: General, 1977b, 1o6, 172-184.

MALTZMAN,I.; GOULD,J.; JOHNSON BARNETT,O.; RASKIN,D.C. & C.WOLFF: Classical conditioning components of the orienting reflex to words using innocious and noxious unconditioned stimuli under different conditioned stimulus-unconditioned stimulus intervals.
Journal of Experimental Psychology: General, 1977c, 1o6, 185-212.

MALTZMAN,I.; GOULD,J.; PENDERY,M. & C.WOLFF: Task instructions as a determiner of the GSR index of the orienting reflex.
Physiological Psychology, 1982a, 1o, 235-238.

MALTZMAN,I.; VINCENT,C. & C.WOLFF: Verbal conditioning, task instructions, and inhibition of the GSR measure of the orienting reflex.
Physiological Psychology, 1982b, 1o, 221-228.

MARTIN,I. & J.RUST: Habituation and the structure of the electrodermal system.
Psychophysiology, 1976, 13, 554-562.

MARTIN,I. & P.H.VENABLES (eds): Techniques in psychophysiology.
New York 198o.

MCCLEARY,R.A.: The nature of the galvanic skin response.
Psychological Bulletin, 195o, 47, 97-117.

MCCURDY,H.G.: Consciousness and the galvanometer.
Psychological Review, 195o, 57, 322-327.

MELTON,A.W. & E.MARTIN (eds): Coding processes in human memory.
Washington/D.C. 1972.

MEUMANN,E.: Intelligenz und Wille.
Leipzig 192o.

MILLER,R.D.: Silver-silver-chloride electrodermal electrodes.
Psychophysiology, 1968, 5, 92-96.

MITCHELL,D.A. & P.H.VENABLES: The relationships of EDA to electrode size.
Psychophysiology, 198o, 17, 4o8-412.

MONTAGU,J.D.: The psycho-galvanic reflex: a comparison of dc and ac methods of measurement.
Journal of Psychosomatic Research, 1964, 8, 49-65.

MONTAGU,J.D. & E.M.COLES: Mechanism and measurement of the galvanic skin response.
Psychological Bulletin, 1966, 65, 261-279.

MONTAGU,J.D. & E.M.COLES: Mechanism and measurement of the galvanic skin response: an addenum.
Psychological Bulletin, 1968, 69, 74-76.

MORUZZI,G. & H.W.MAGOUN: Brain stem reticular formation and activation of the EEG.
Electroencephalography and Clinical Neurophysiology, 1949, 1, 455-473.

MYRTEK,M.: Psychophysiologische Konstitutionsforschung.
Göttingen 198o.

MYRTEK,M.; FOERSTER,F. & W.WITTMANN: Das Ausgangswertproblem.
Zeitschrift für experimentelle und angewandte Psychologie, 1977, 24, 463-491.

NEUMANN,E. & R.BLANTON: The early history of electrodermal research.
Psychophysiology, 197o, 6, 453-475.

NOWLIN,J.B.; EISDORFER,C.; BOGDONOFF,M.D. & C.R.NICHOLS: Physiologic response to active and passive participation in a two-person interaction.
Psychosomatic Medicine, 1968, 3o, 87-94.

OSGOOD,C.E.; SUCI,G. & P.H.TANNENBAUM: The measurement of meaning.
Urbana/Ill. 1957.

PAVLOV,I.P.: Conditional reflexes: an investigation of the physiological activity of the cerebral cortex.
London 1927.

PETERSON,F. & C.G.JUNG: Psycho-physical investigations with the galvanometer and pneumograph in normal and insane individuals.
Brain, 19o7, 3o, 153-218.

PETERSON,L.R. & M.J.PETERSON: Short-term retention of individual verbal items.
Journal of Experimental Psychology, 1959, 54, 157-173.

PETRINOVICH,L.F. & C.D.HARDYCK: Error rates for multiple comparison methods: some evidence concerning the frequency of erroneous conclusions.
Psychological Bulletin, 1969, 71, 43-54.

PLOUFFE,L. & R.M.STELMACK: The electrodermal orienting response and memory: an analysis of age differences in picture recall.
Psychophysiology, 1984, 21, 191-198.

PRIBRAM,K.H. & D.MCGUINNESS: Arousal, activation, and effort in the control of attention.
Psychological Review, 1975, 82, 116-149.

PROKASY,W.F. & D.C.RASKIN (eds): Electrodermal activity in psychological research.
New York 1973.

RASKIN,D.C.: Semantic conditioning and generalization of autonomic responses.
Journal of Experimental Psychology, 1969, 79, 69-76.

RASKIN,D.C.: Attention and arousal. In: PROKASY,W.F. & D.C.RASKIN (eds), Electrodermal activity in psychological research.
New York 1973.

RAZRAN,G.: A quantitative study of meaning by a conditioned salivary technique (semantic conditioning).
Science, 1939a, 9o, 89-91.

RAZRAN,G.: Semantic, syntactic, and phonetographic generalization of verbal conditioning.
Psychological Bulletin, 1939b, 36, 578.

RAZRAN,G.: Stimulus generalization of conditioned responses.
Psychological Bulletin, 1949a, 46, 337-365.

RAZRAN,G.: Semantic and phonetographic generalizations of salivary conditioning to verbal stimuli.
Journal of Experimental Psychology, 1949b, 39, 642-652.

RAZRAN,G.: Sentential and propositional generalizations of salivary conditioning to verbal stimuli.
Science, 1949c, 1o9, 447-448.

RAZRAN,G.: The observable unconscious and the inferable conscious in current soviet psychophysiology: interoceptive conditioning, semantic conditioning, and the orienting reflex.
Psychological Review, 1961, 68, 81-147.

REIN,H.: Die Elektrophysiologie der Haut. In: JADASSOHN,J. (ed), Handbuch der Haut- und Geschlechtskrankheiten I, Teil 2.
Berlin 1929.

REIN,H. & M.SCHNEIDER: Einführung in die Physiologie des Menschen.
Berlin 1966.

RICHTER,C.P.: A study of the electrical skin resistance and the psychogalvanic reflex in a case of unilateral sweating.
Brain, 1927, 5o, 216-235.

RICKSHER,C. & C.G.JUNG: Further investigations on the galvanic phenomenon and respiration in normal and insane individuals.
Journal of Abnormal Psychology, 19o8, 2, 189-217.

RIESS,B.F.: Semantic conditioning involving the galvanic skin reflex.
Journal of Experimental Psychology, 194o, 26, 238-24o.

RIESS,B.F.: Genetic changes in semantic conditioning.
Journal of Experimental Psychology, 1946, 36, 143-152.

ROHRACHER,H.: Die Arbeitsweise des Gehirns und die psychischen Vorgänge.
München 1953.

ROHRACHER,H.: Einführung in die Psychologie.
München 1976.

ROTHMAN,S.: Physiology and biochemistry of the skin.
Chicago 1954.

ROUTTENBERG,A.: The two-arousal hypothesis: reticular formation and limbic system.
Psychological Review, 1968, 75, 51-8o.

ROUTTENBERG,A.: Stimulus processing and response execution: a neurobehavioral theory.
Physiology and Behavior, 1971, 6, 589-596.

RUBINSTEIN,S.L.: Grundlagen der allgemeinen Psychologie.
Berlin 1977.

SAGBERG,F.: Dependence of EDR recovery times and other electrodermal measures on scale of measurement: a methodological clarification.
Psychophysiology, 198o, 17, 5o6-5o9.

SCHANDRY,R.: Habituation psychophysiologischer Größen in Abhängigkeit von der Reizintensität.
München 1978.

SCHEGLOFF,E.A.: Sequencing in conversational openings.
American Anthropologist, 1968, 7o, 1o75-1o95.

SCHERER,K.: Kommunikation. In: HERRMANN,T.; HOFSTÄTTER,P.R.; HUBER,H.P. & F.E.WEINERT (eds), Handbuch psychologischer Grundbegriffe.
München 1977.

SCHIEFFERDECKER,P.: Die Hautdrüsen des Menschen und der Säugetiere, ihre biologische und rassenanatomische Bedeutung, sowie die Muscularis sexualis.
Biologisches Zentralblatt, 1917, 37, 534-562.

SCHIEFFERDECKER,P.: Die Hautdrüsen des Menschen und der Säugetiere, ihre biologische und rassenanatomische Bedeutung, sowie die Muscularis sexualis.
Zoologica Stuttgart, 1922, 27, 1-154.

SCHLOSBERG,H.: Three dimensions of emotion.
Psychological Review, 1954, 61, 81-88.

SCHÖNPFLUG,W.: Vorgänge psychophysiologischer Aktivierung und drei Ansätze zu ihrer Untersuchung. In: SCHÖNPFLUG,W. (ed), Methoden der Aktivierungsforschung.
Bern 1969.

SCHÖNPFLUG,W. (ed): Methoden der Aktivierungsforschung.
Bern 1969.

SCHÖNPFLUG,W. & P.BEIKE: Einprägen und Aktivierung bei gleichzeitiger Variation der Absichtlichkeit des Lernens und der Ich-Bezogenheit des Lernstoffs.
Psychologische Forschung, 1964, 27, 366-376.

SCHÖNPFLUG,W.; DEUSINGER,I.M. & F.NITSCH: Höhen- und Zeitmaße der psychogalvanischen Reaktion.
Psychologische Forschung, 1966, 29, 1-21.

SCHÜRER-NECKER,E.: Der Einfluß des emotionalen Erregungspotentials von Wörtern auf das verbale Lernen. (unveröff. Diss.).
München 1981.

SHARPLESS,S. & H.JASPER: Habituation of the arousal reaction.
Brain, 1956, 79, 655-68o.

SHIFFRIN,R.M. & W.SCHNEIDER: Controlled and automatic human information processing: II. Perceptual learning, automatic attending, and a general theory.
Psychological Review, 1977, 84, 127-19o.

SIDDLE,D.A.T. & J.A.SPINKS: Orienting response and information-processing: some theoretical and empirical problems. In: KIMMEL,H.D.; VAN OLST,E.H. & J.F.ORLEBEKE (eds), The orienting reflex in humans.
Hillsdale/N.J. 1979.

SIDDLE,D.A.T.; KYRIACOU,C.; HERON,P.A. & W.A.MATTHEWS: Effects of changes in verbal stimuli on the skin conductance response component of the orienting response.
Psychophysiology, 1979, 16, 34-4o.

SIDDLE,D.A.T. & B.S.KROESE: The orienting response and short-term memory (Abstract).
Psychophysiology, 1982, 19, 586.

SMITH,W.W.: The measurement of emotion. (Neuauflage: Maryland 197o, wurde fälschlicherweise unter dem Namen CARINGTON, W. veröffentlicht).
London 1922.

SOKOLOV,E.N.: Perception and the conditioned reflex.
New York 1963.

SOKOLOV,E.N.: Orientierungsreflex und Informationsaufnahme. (engl. 1966). In: KUSSMANN,T. & H.KÖLLING (eds), Biologie und Verhalten.
Bern 1971.

SOKOLOV,E.N.: The modeling properties of the nervous system. In: COLE,M. & I.MALTZMAN (eds), A handbook of contemporary soviet psychology.
New York 1969.

SOKOLOV,E.N.: The neuronal mechanism of the orienting reflex. In: SOKOLOV,E.N. & O.S.VINOGRADOVA (eds), Neuronal mechanisms of the orienting reflex.
Hillsdale/N.J. 1975.

SOKOLOV,E.N. & O.S.VINOGRADOVA (eds): Neuronal mechanisms of the orienting reflex.
Hillsdale/N.J. 1975.

SOMMER,R.: Zur Messung elektromotorischer Vorgänge an den Fingern.
Beiträge zur psychiatrischen Klinik, 19o2, 1, Heft 3.

SPINKS,J.A. & D.A.T.SIDDLE: Effects of stimulus information and stimulus duration on amplitude and habituation of the electrodermal orienting response.
Biological Psychology, 1976, 4, 29-39.

STERN,R.M.; RAY,W.J. & C.M.DAVIS (eds): Psychophysiological recording.
New York 198o.

STEVENS,S.S. (ed): Handbook of experimental psychology.
New York 1951.

STÜTTGEN,G.: Die normale und pathologische Physiologie der Haut. Stuttgart 1965.

STURM,H.; VITOUCH,P.; BAUER,H. & M.GREWE-PARTSCH: Emotion und Erregung - Kinder als Fersehzuschauer. Fernsehen und Bildung, 1982, 16, Heft 1-3 (= Bd. "Mediendramaturgie und Zuschauerverhalten"), 9-114.

SURWILLO,W.W.: The influence of some psychological factors on latency of the galvanic skin reflex. Psychophysiology, 1967, 4, 223-228.

SYZ,H.C.: Psychogalvanic studies on sixty-four medical students. British Journal of Psychology, 1926, 17, 54-69.

TARCHANOFF,I.R.: Über die galvanischen Erscheinungen an der Haut des Menschen bei Reizung der Sinnesorgane und bei verschiedenen Formen der psychischen Tätigkeit. Pflügers Archiv für die gesammte Physiologie, 189o, 46, 46-55.

THOMAS,P.E. & I.M.KORR: Relationship between sweat gland activity and electrical resistance of the skin. Journal of Applied Physiology, 1957, 1o, 5o5-51o.

THOMPSON,R.F. & M.M.PATTERSON (eds): Methods in physiological psychology. Vol. 1: Bioelectric recording techniques. Part C: Receptor and effector processes. New York 1974.

TRAXEL,W.: Über die Affektbetonung verschiedener Erlebnisinhalte. Psychologische Beiträge, 196o, 4, 146-159.

TRAXEL,W. & S.BECHER: Beiträge zur Meßmethodik und Interpretation von Hautwiderstandsänderungen. Zeitschrift für Psychologie, 1957, 16o, 282-3o1.

TURPIN,G. & D.A.T.SIDDLE: Effects of stimulus intensity on electrodermal activity. Psychophysiology, 1979, 16, 582-591.

VAN OLST,E.H.: The orienting reflex. Mouton 1971.

VELDEN,M.: An empirical test of Sokolov's entropy model of the orienting response. Psychophysiology, 1974, 11,682-691.

VELDEN,M.: Some necessary revisions of the neuronal model concept of the orienting response. Psychophysiology, 1978, 15, 181-185.

VENABLES,P.H. & I.MARTIN: Skin resistance and skin potential. In: VENABLES,P.H. & I.MARTIN (eds), A manual of psychophysiological methods. Amsterdam 1967.

VENABLES,P.H. & M.J.CHRISTIE: Mechanisms, instrumentation, recording techniques and quantification of responses. In: PROKASY,W.F. & D.C.RASKIN (eds), Electrodermal activity in psychological research.
New York 1973.

VENABLES,P.H. & M.J.CHRISTIE (eds): Research in psychophysiology.
London 1975.

VENABLES,P.H. & M.J.CHRISTIE: Electrodermal activity. In: MARTIN,I. & P.H.VENABLES (eds), Techniques in psychophysiology.
New York 198o.

VERAGUTH,O.: Das psycho-galvanische Reflex-phaenomen.
Monatsschrift für Psychiatrie und Neurologie, 19o7, 21, 387-424.

VERAGUTH,O.: Das psycho-galvanische Reflex-phaenomen.
Monatsschrift für Psychiatrie und Neurologie, 19o8, 23, 2o4-24o.

VERAGUTH,O.: Das psycho-galvanische Reflexphänomen.
Berlin 19o9.

VIGOUROUX,R.: Sur le rôle de la résistance électrique des tissues dans l'électro-diagnostic.
Comptes Rendus Société de Biologie, 1879, 31, 336-339.

VINOGRADOVA,O.S.: Registration of information and the limbic system. In: HORN,G. & R.A.HINDE (eds), Short-term changes in neural activity and behavior.
Cambridge/Engl. 197o.

VOLKOVA,V.D.: On certain characteristics of the formation of conditioned reflexes to speech stimuli in children. (russ.).
Journal of Physiology (UDSSR), 1953, 39, 54o-548.

VORONIN,L.G. & E.N.SOKOLOV: Cortical mechanisms of the orienting reflex and its relation to the conditioned reflex. In: JASPAR,H.H. & G.D.SMIRNOV (eds), Moscow Colloquium on Electroencephalography of higher nervous activity.
Electroencephalography and Clinical Neurophysiology, 196o, 12, 335-344.

WAGNER,H.N.: Electrical skin resistance studies in two persons with congenital absence of sweat glands.
Archives of Dermatology and Syphidology, 1952, 65, 543-548.

WALLRAFF,J.: Leitfaden der Histologie des Menschen.
München 1972.

WALSCHBURGER,P.: Zur Beschreibung von Aktivierungsprozessen. (unveröff.Diss.).
Freiburg/i.B. 1976.

WANG,G.H.: The galvanic skin reflex. A review of old and recent works from a physiological point of view. American Journal of Physical Medicine, 1957, 36, 295-32o.

WARREN,L.R. & L.J.HARRIS: Arousal and memory: phasic measures of arousal in a free recall task. Acta Psychologica, 1975, 39, 3o3-31o.

WATERS,W.F.; KORESKO,R.L.; ROSSIE,G.V. & S.A.HACKLEY: Short-, medium-, and long-term relationships among meteorological and electrodermal variables. Psychophysiology, 1979, 16, 445-451.

WECHSLER,D.: The measurement of emotional reactions. Researches on the psychogalvanic reflex. Archives of Psychology, 1925, 76, 1-181.

WECHSLER,D. & H.E.JONES: A study of emotional specifity. American Journal of Psychology, 1928, 4o, 6oo-6o6.

WEIL,J.L.: A neurophysiological model of emotional and intentional behavior. Springfield/Ill. 1974.

WELLS,F.L. & A.FORBES: On certain electrical processes in the human body and their relation to emotional reactions. Archives of Psychology, 1911, 16, 1-39.

WICKENS,D.D.: Encoding categories of words: an empirical approach to meaning. Psychological Review, 197o, 77, 1-15.

WICKENS,D.D.: Characteristics of word encoding. In: MELTON,A.W. & E.MARTIN (eds), Coding processes in human memory. Washington/D.C. 1972.

WILCOTT,R.: Effects of partial puncture of the epidermis on skin resistance and skin potential. Psychological Reports, 1962, 1o, 27-32.

WILCOTT,R. & L.J.HAMMOND: On the constant-current error in skin resistance measurement. Psychophysiology, 1965, 2, 39-41.

WILDER,J.: Das "Ausgangswert-Gesetz" - ein unbeachtetes biologisches Gesetz; seine Bedeutung für Forschung und Praxis. Klinische Wochenschrift, 1931, 41, 1889-1893.

WILSON,K.G.: Psychophysiological activity and the buildup and release of proactive inhibition in short-term memory. Psychophysiology, 1984, 21, 135-142.

WINER,B.J.: Statistical principles in experimental design. New York 1971.

WUNDT,W.: Grundzüge der Physiologischen Psychologie. Leipzig 1874.

WUNDT,W.: Grundriß der Psychologie.
Leipzig 1896.

WUNDT,W.: Grundzüge der Physiologischen Psychologie. Bd. 2.
Leipzig 19o2.

YERKES,R.M. & J.D.DODSON: The relation of strength of stimulus to rapidity of habit-formation.
Journal of Comparative and Neurological Psychology, 19o8, 18, 459-482.

YUILLE,J.C. & R.D.HARE: A psychophysiological investigation of short-term memory.
Psychophysiology, 198o, 17, 423-43o.

ZIEGLER,G.: Weitere psychophysiologische Bereiche.In: BECKER-CARUS,C.; HEYDEN,T. & G.ZIEGLER, Psychophysiologische Methoden.
Stuttgart 1979.

ZIMBARDO,P.G. & F.L.RUCH: Lehrbuch der Psychologie.
Berlin 1978.

ÜBER DIE AUTOREN

Thomas Arnhold, Klaus Dahlmeier und Gerd Kegel arbeiten im Fach Sprechwissenschaft und Psycholinguistik an der Universität München. Die Autoren haben sich seit vier Jahren mit den Problemen der experimentellen Sprachwirkungsforschung auseinandergesetzt und versucht, hierfür insbesondere psychophysiologische Meßverfahren fruchtbar zu machen. Diese Forschung und ihre Anwendung sind zum festen Bestandteil der Ausbildung im Fach geworden. Von der Universität München wurde diese Arbeit fortlaufend unterstützt.

Die Autoren sind unter der folgenden Anschrift zu erreichen:
Ludwig-Maximilians-Universität München
Institut für Phonetik und Sprachliche Kommunikation
Fachgebiet: Sprechwissenschaft und Psycholinguistik
Schellingstr. 3/II
8000 München 40

GPSR Compliance

The European Union's (EU) General Product Safety Regulation (GPSR) is a set of rules that requires consumer products to be safe and our obligations to ensure this.

If you have any concerns about our products, you can contact us on ProductSafety@springernature.com

In case Publisher is established outside the EU, the EU authorized representative is:

Springer Nature Customer Service Center GmbH
Europaplatz 3
69115 Heidelberg, Germany

Batch number: 10809468

Printed by Printforce, the Netherlands